高等卫生职业教育创新教材

病原生物学与免疫学实验与学习指导

（供临床医学、护理、口腔医学及医学影像技术等专业使用）

主　编　陈瑞玲　王　蕾
副主编　许郑林　孙凤娥
编　者　（以姓氏笔画为序）
　　　　于春涛（沧州医学高等专科学校）
　　　　王　颖（沧州医学高等专科学校）
　　　　王　蕾（沧州医学高等专科学校）
　　　　田　毅（沧州医学高等专科学校）
　　　　朱凤林（沧州医学高等专科学校）
　　　　刘　颖（沧州医学高等专科学校）
　　　　刘玉霞（沧州医学高等专科学校）
　　　　许郑林（沧州医学高等专科学校）
　　　　孙凤娥（沧州医学高等专科学校）
　　　　吴　楠（沧州医学高等专科学校）
　　　　张金彪（河北省沧州中西医结合医院）
　　　　陈瑞玲（沧州医学高等专科学校）
　　　　郭　磊（沧州市中心医院）

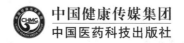

中国健康传媒集团
中国医药科技出版社

内 容 提 要

本教材是"高等卫生职业教育创新教材"之一,是病原生物学与免疫学的配套实验教材,根据病原生物学与免疫学的教学大纲及要求,结合专业培养目标编写而成。全书按照医学免疫学、医学微生物学、人体寄生虫学分为三篇,每篇分为实验指导和学习指导两部分,共19个实验和36章理论学习指导。每项实验均设置了PPT课件,部分还配有实验操作视频,扫描书中二维码即可学习。

本教材主要供临床医学、护理、口腔医学及医学影像技术等专业使用。

图书在版编目(CIP)数据

病原生物学与免疫学实验与学习指导/陈瑞玲,王蕾主编. —北京:中国医药科技出版社,2019.12(2025.1重印)

高等卫生职业教育创新教材

ISBN 978-7-5214-1355-7

Ⅰ.①病… Ⅱ.①陈… ②王… Ⅲ.①病原微生物-实验-高等职业教育-教学参考资料 ②医学-免疫学-实验-高等职业教育-教学参考资料 Ⅳ.①R37-33 ②R392-33

中国版本图书馆 CIP 数据核字(2020)第 000754 号

美术编辑　陈君杞
版式设计　友全图文

出版	中国健康传媒集团｜中国医药科技出版社
地址	北京市海淀区文慧园北路甲22号
邮编	100082
电话	发行:010-62227427　邮购:010-62236938
网址	www.cmstp.com
规格	889×1194 mm $\frac{1}{16}$
印张	$14\frac{1}{2}$
字数	324千字
版次	2019年12月第1版
印次	2025年1月第7次印刷
印刷	大厂回族自治县彩虹印刷有限公司
经销	全国各地新华书店
书号	ISBN 978-7-5214-1355-7
定价	50.00元

版权所有　盗版必究
举报电话:010-62228771
本社图书如存在印装质量问题请与本社联系调换

获取新书信息、投稿、为图书纠错,请扫码联系我们。

前 言

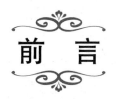

病原生物学与免疫学是重要的医学基础课程，与临床医学、预防医学、口腔医学等学科相互交叉和渗透，是基础医学与临床医学之间的一门桥梁课程，为医学生学习专业课提供理论基础。其配套教材《病原生物学与免疫学实验与学习指导》对指导学生实验操作和理论知识的学习具有重要作用。

随着信息技术的飞速发展，教育教学改革不断深入，教学方法和学习方式发生了重大变革。本教材以改革教学方法和学习模式为出发点，以人才培养方案和课程标准为依据，以国家规划教材为基础，力求将现代教学方法和理念转化落实到教材中，充分体现教材的思想性、科学性、知识性和趣味性，最大限度地满足不同专业学生的学习需求。

本教材内容按照医学免疫学、医学微生物学、人体寄生虫学分为上、中、下三篇，每篇均包括实验指导和学习指导，两部分内容既保持了相对独立性，又注意到内容的联系与衔接。实验指导部分，本着可操作性和实用性的原则，共设置了19个实验项目，涵盖相关专业所开设的全部实验内容。为便于实验教学的具体实施，增加了与文字教材配套的数字化资源，可拓展学生知识视野、挖掘学生认知潜能、在推进创新思维和能力的培养等方面都将起到有益的作用；学习指导部分，针对教学目标、知识点和学生的学习现状，有针对性地增加了部分习题、案例分析和期末模拟试题，注重对知识点的梳理和强化，利于学生对基本知识和理论的理解和掌握。本教材内容精练，重点突出，符合高职高专学生的学习特点，可供临床医学、口腔医学、护理类、药学类等各专业学生使用。

本教材是在一线教师和行业专家的共同努力下编写完成，在编写过程中，得到了各位编者及所在单位领导的大力支持，在此表示衷心感谢！限于编者水平，书中难免存在不足或疏漏之处，希望广大师生和读者提出宝贵意见。

编 者
2019 年 10 月

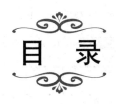

目 录

实验室规则 ··· 1

上篇　医学免疫学

第一部分　实验指导 ·· 4
实验一　凝集反应 ·· 4
实验二　沉淀反应 ·· 5
实验三　免疫标记技术 ·· 7
实验四　流式细胞术 ·· 10
实验五　吞噬细胞的吞噬作用 ·· 11
实验六　外周血单个核细胞的分离 ·· 12
实验七　免疫器官及生物制品观察 ·· 13
实验八　豚鼠过敏试验 ··· 14

第二部分　学习指导 ·· 15
绪论 ··· 15
第一章　抗原 ··· 18
第二章　免疫球蛋白与抗体 ··· 22
第三章　补体系统 ··· 27
第四章　人类主要组织相容性复合体 ··· 31
第五章　免疫系统 ··· 34
第六章　免疫应答 ··· 39
第七章　超敏反应 ··· 45
第八章　免疫缺陷病和自身免疫病 ·· 51
第九章　免疫学临床应用 ·· 56

中篇　医学微生物学

第一部分　实验指导 ·· 64
实验九　细菌革兰染色法 ·· 64
实验十　细菌形态结构观察 ··· 65

实验十一　细菌的生理 ··· 66
实验十二　细菌的分布与消毒灭菌 ·· 71
实验十三　病原性球菌的形态和检查 ·· 74
实验十四　肠道杆菌的形态和检查 ·· 76
实验十五　厌氧菌、棒状杆菌及分枝杆菌形态和检查 ································ 79
实验十六　病毒及其他微生物形态观察 ··· 80

第二部分　学习指导 ··· 82

第十章　细菌的形态与结构 ·· 82
第十一章　细菌的生理 ··· 87
第十二章　细菌的分布与消毒灭菌 ·· 91
第十三章　细菌的遗传和变异 ·· 96
第十四章　细菌的感染与免疫 ·· 99
第十五章　病原性球菌 ··· 105
第十六章　肠道杆菌 ·· 112
第十七章　弧菌属与弯曲菌属 ·· 117
第十八章　厌氧性细菌 ··· 120
第十九章　分枝杆菌属 ··· 124
第二十章　动物源性细菌和其他细菌 ··· 127
第二十一章　其他微生物 ·· 131
第二十二章　病毒学总论 ·· 135
第二十三章　呼吸道病毒 ·· 139
第二十四章　肠道病毒 ··· 143
第二十五章　肝炎病毒 ··· 146
第二十六章　人类免疫缺陷病毒 ··· 151
第二十七章　虫媒病毒 ··· 154
第二十八章　其他病毒及朊粒 ·· 157

下篇　人体寄生虫学

第一部分　实验指导 ··· 162

实验十七　医学蠕虫实验 ··· 162
实验十八　医学原虫实验 ··· 167
实验十九　医学节肢动物实验 ··· 170

第二部分　学习指导 ··· 173

第二十九章　总论 ··· 173
第三十章　线虫 ·· 176
第三十一章　吸虫 ··· 183
第三十二章　绦虫 ··· 187

第三十三章	阿米巴	191
第三十四章	鞭毛虫	195
第三十五章	孢子虫	198
第三十六章	医学节肢动物	202

附录 ... 206

- 附录一 常用培养基、试剂的配制方法 ... 206
- 附录二 病原生物学与免疫学期末模拟试题（一）... 209
- 附录三 病原生物学与免疫学期末模拟试题（二）... 214
- 附录四 病原生物学与免疫学期末模拟试题（三）... 218

参考文献 ... 222

实验室规则

一、进入实验室要穿白大衣，必要时要戴帽子和口罩。进入实验室后要按规定位置就座，实验课进行时，不准随意出入。

二、要保持实验室安静。实验室绝对禁止饮食、吸烟、用嘴湿润铅笔和标签等。实验材料、动物等均需按规定处理，不要乱动乱放，未经许可，不得将实验室物品带出室外。

三、实验室用的玻璃器材，如玻片、试管等，根据试验要求，用前需及时用记号笔标记，如实验日期、组别、姓名等，以免混淆。

四、实验过程中出现意外，立即报告实验老师，不得自行处理，以免处理不当引起严重后果。

五、实验完毕，整理实验台，将台面器材、物品放回原处，用肥皂洗手，再离开实验室。

六、注意防火。火源不要接近易燃物品（如棉塞、乙醇、二甲苯等）。实验结束后，应检查门、窗、水、电等，防止发生事故。特别是实验材料，一律不准带出室外，以防意外。使用实验器材、药品要爱护，并注意节约。

上篇 医学免疫学

第一部分　实验指导

实验一　凝集反应

一、直接凝集反应（玻片凝集试验）

【实验原理】

玻片凝集试验是一种定性实验。用已知的诊断血清，与被检的细菌或细胞等抗原混合，如出现特异性凝集，可确定被检抗原的种属或型别。可用于鉴定细菌或 ABO 血型鉴定。

【实验材料】

1. 标本　任一常见细菌的平板或斜面培养物。

2. 试剂　与细菌对应的诊断血清（可用生理盐水作适当稀释以免发生前带现象）、生理盐水等。

3. 器材　载玻片、接种环等。

【实验方法】

1. 于洁净载玻片的一端加生理盐水 1 滴，另一端加诊断血清 1 滴。
2. 用接种环挑取细菌，分别涂于生理盐水和待检血清中，充分混匀。
3. 室温下静置数分钟观察结果。

【实验结果】

生理盐水对照不发生凝集，为均匀浑浊的乳状液。在诊断血清中，细菌与相应抗体反应会出现肉眼可见的凝集块，为阳性结果。如与对照相同则为阴性结果。

【注意事项】

1. 每一待检菌均需作生理盐水对照，如对照发生凝集，试验结果无效。
2. 在载玻片两端涂布细菌时，注意一定要先在生理盐水中涂，后在诊断血清中涂，以免将血清误带入盐水中。

二、间接凝集反应（类风湿因子测定）

【实验原理】

将可溶性抗原吸附于一种与免疫无关、大小均匀的载体颗粒表面，再与相应抗体在适宜条件下相互作用，从而使载体颗粒被动凝集出现肉眼可见的凝集现象，称间接凝集试验，又称被动凝集试验。常用来检测血清中各种病原微生物的抗体及自身抗体。类风湿因子（RF）是类风湿患者血清中的抗人变性 IgG 抗体（IgM 为主），当与吸附在胶乳颗粒上的变性 IgG 相遇并有电解质存在时，可出现肉眼可见的凝集现象。

【实验材料】

1. **标本** 待检人血清。
2. **试剂** 类风湿因子诊断试剂盒、生理盐水。
3. **器材** 吸管、反应板或凹玻片。

【实验方法】

1. 按试剂盒说明将待检血清用生理盐水作 1∶20 稀释。
2. 在反应板方格或凹玻片上分别加阳性对照血清、阴性对照血清及 1∶20 稀释的待检血清各 1 滴。
3. 在上述血清中分别滴加类风湿胶乳诊断试剂各 1 滴。
4. 立即旋转摇动反应板，使之充分混匀。1~3 分钟后观察结果。

【实验结果】

出现明显而均匀的凝集颗粒者为阳性，不出现凝集颗粒者为阴性。

【注意事项】

1. 使用前将胶乳试剂充分摇匀。
2. 血清和胶乳试剂的液滴量应一致，并充分混匀。

（王 蕾）

实验二 沉淀反应

一、单向琼脂扩散试验 [人血清免疫球蛋白（Ig）含量测定]

扫码"学一学"

【实验原理】

将一定量已知抗体混于加热溶化的琼脂中，制成琼脂板。打孔后，孔中加入抗原。抗原在向四周扩散的过程中与凝胶中的抗体反应，在二者比例合适处形成白色沉淀环。沉淀环直径的大小与孔中抗原浓度成正比。待检标本中的抗原含量可根据沉淀环直径从标准曲线中查到。故此法为定量试验，常用来检测血清中各类免疫球蛋白和补体的含量。

【实验材料】

1. **标本** 待检人血清、免疫球蛋白工作标准（IgG 含量 10mg/ml）。
2. **试剂** 羊抗人 IgG 诊断血清（单扩效价 1∶60）、15g/L 盐水琼脂。
3. **器材** 三角烧瓶、载玻片、打孔器、吸管、滴管、湿盒、水浴箱、微量加样器和半对数坐标纸等。

【实验方法】

1. 琼脂准备 吸取已溶化琼脂 59ml 于三角瓶中，置 56℃ 水浴保温，将预温的羊抗人 IgG 诊断血清 1ml 与琼脂充分混合，继续保温于 56℃ 备用。如果羊抗人 IgG 诊断血清的单扩效价不是 1:60，试验时所需琼脂量与抗体量的比例应加以调整。

2. 浇板 取混有抗血清的琼脂液 4.5ml 浇注于载玻片上，注意浇板要均匀、平整、无气泡、布满整张载玻片。

3. 打孔 待琼脂凝固后，用打孔器打孔，孔径 3.5mm，孔距 10~12mm。孔要打得圆整光滑，边缘不要破裂，底部勿与载玻片脱离。

4. 加样 将待检血清用生理盐水做 1:40 稀释，用微量加样器取稀释血清 10μl 加入相应的试验孔中。如同时测定多个标本，注意做好标记，认真记录，不要混淆。

另外，取免疫球蛋白工作标准 1 支加 0.5ml 蒸馏水溶解，用生理盐水稀释成如下浓度：1:10、1:16、1:20、1:32、1:40，分别加入另一套孔中，每孔中加 10μl，用于制备标准曲线。

5. 扩散 将加样完毕的琼脂板放于湿盒中，置 37℃ 24 小时观察结果。

6. 绘制标准曲线 以各稀释度工作标准的沉淀环直径为横坐标，相应孔中 IgG 含量为纵坐标在半对数纸上绘制标准曲线。

【实验结果】

精确测量各试验孔沉淀环的直径，如果沉淀环不太圆，则取最大直径和最小直径的平均值。从标准曲线上查得相对应的 IgG 含量，乘以稀释倍数，即为待检血清中 IgG 的实际含量。

【注意事项】

1. 浇制琼脂板时，琼脂温度要适宜，动作要迅速。
2. 琼脂溶化后置水浴中保温时，温度不可超过 56℃，否则会使抗体变性。

二、对流免疫电泳

【实验原理】

对流免疫电泳是一种将双向扩散和电泳技术相结合的试验，试验时在琼脂板上成对打孔，分别加入抗原与抗体，放入偏碱性的缓冲环境和适当的直流电场中，大部分抗原带有较多的负电荷，向正极移动；而抗体（尤其是 IgG）在同样的环境中带负电荷较少，加上凝胶内较强的电渗作用，故抗体向阴极移动。在一定时间内（30~90 分钟），移动的抗原和相应抗体在两孔间相遇并发生反应，在浓度比例适当时形成沉淀线。其应用与琼脂双向扩散试验相同，但大大提高了反应速度和敏感性。

【实验材料】

1. 标本 待测人血清、阳性对照血清。

2. 试剂　AFP 诊断血清、pH 8.6 0.05mol/L 巴比妥缓冲液、15g/L 琼脂巴比妥溶液。

3. 器材　电泳槽、电泳仪、孔型模板、打孔器、载玻片、吸管、微量加样器、洗耳球、滤纸和纱布条等。

【实验方法】

1. 制板　取溶化的琼脂液 4.5ml 浇注于载玻片上，注意浇板要均匀、平整、无气泡、布满整张载玻片。

2. 打孔　待琼脂凝固后成对打孔，孔径为 3mm，孔距为 10mm。

3. 加样　在两侧孔中分别加入抗原、抗体及阳性对照。

4. 电泳　将加样完毕的琼脂板置电泳槽的支架上，抗原孔置阴极端，抗体孔置阳极端，电泳槽内加 0.05mol/L pH8.6 的巴比妥缓冲液，液面至槽高的 2/3 处，琼脂板两端用滤纸条或纱布条与缓冲液相连。接通电源，控制电流强度在 2.5~3.5mA/cm 板宽。电泳 30~90 分钟后，切断电源，取出琼脂板观察结果。

【实验结果】

待测孔与抗血清之间出现沉淀线为阳性，否则为阴性。

【注意事项】

1. 浇制琼脂板的注意事项同前。
2. 搭桥时应注意与凝胶接触紧密，否则会使电流不均匀，致使沉淀线歪斜、不均匀。

（郭　磊）

实验三　免疫标记技术

一、酶联免疫吸附试验

【实验目的】

能说出酶联免疫吸附试验检测抗原或抗体的原理。

【实验原理】

酶免疫测定是一种免疫标记技术，ELISA 是将抗原抗体反应的特异性与酶对底物的高效催化作用结合起来，利用酶标记的抗原或抗体，在固相载体上进行抗原或抗体测定的方法。结合物中的酶作用底物后显色，有色产物的量与待测抗原或抗体的量成正比，根据颜色变化判断实验结果，也可以用酶标仪测定光密度（OD）值作定量测定抗原或抗体。临床上可用于免疫八项（包括乙肝五项、丙肝、艾滋、梅毒）的检测，以下实验以检测乙肝表面抗原为例。

扫码"学一学"

扫码"看一看"

【实验材料】

1. **标本** 待测血清。
2. **试剂** 双抗体夹心法检测乙肝表面抗原的试剂盒。
3. **器材** 微量移液器、枪头、吸水纸、洗瓶、37℃水浴箱、酶标仪。

【实验方法】

1. **实验设计** 按照说明书分配包被抗体的固相载体,每组8孔。设阳性对照2孔,阴性对照2孔,空白对照1孔,其余为待检孔。

2. **加样** 各待检孔分别加入50 μl待检标本1、2、3;阳性对照每孔加1滴阳性对照液;阴性对照每孔加1滴阴性对照液;空白对照空置(酶标仪测定时调零用)。盖膜,37℃水浴60分钟。

3. 各孔加酶标抗体50 μl,空白对照不加。水平快速震荡混匀1分钟,盖膜,37℃水浴30分钟。

4. **洗板** 弃去孔内液体,每孔加满洗液,静置30秒钟后甩去,拍干。重复4次。

5. **显色** 每孔加底物液A液、B液各1滴,盖膜,37℃水浴15分钟(此时为蓝色)。

6. **终止反应** 每孔加终止液1滴(从水浴取出时为蓝色,加入终止液后为黄色)。

【实验结果】

1. **目测法** 明显显色者为阳性,否则为阴性。

2. **酶标仪定量** 测定OD值。判定标准为:待检标本测得OD值≥2.1×阴性对照OD值为阳性;待检标本测得OD值<2.1×阴性对照OD值为阴性;若阴性对照OD值<0.05,按0.05计算。

【注意事项】

1. 从冷藏环境中取出的试剂盒及待测标本应置室温平衡15~30分钟后方可使用。
2. 待检标本为注射用疫苗,但仍需小心,若弄到手上应立即清洗。
3. 37℃水浴时将各孔重新安装到架子上,盖膜,加入饭盒内,防止液体进入各孔。
4. 弃液时,注意方向,不要让各孔之间的液体交叉。
5. 拍干时倒置于卫生纸上,拍干,不要用纸伸入孔内吸液体。
6. 底物液有毒,使用时小心。
7. 实验结束,不要清洗板孔,直接将各板孔(包括液体)及试剂倒入垃圾桶,切勿随意放置。

扫码"看一看"

二、胶体金免疫层析试验

【实验目的】

能说出胶体金免疫层析试验的原理,掌握胶体金免疫层析试验的操作方法。

【实验原理】

试验所用试剂全部为干试剂,多个试剂被组合在一个约 6mm×70mm 的塑料板条上,成为单一试剂条。试剂条两端分别粘贴吸水材料,胶体金标记 hCG 抗体固定在硝酸纤维素膜条近下端处。硝酸纤维素膜条上有两个反应区域,测试区(T)包被有针对抗原的特异抗体,对照区(C)包被有抗 IgG 抗体,即二抗。该技术临床常用于尿 hCG 和便潜血检测。

下边以尿 hCG 检测为例介绍:测定时将试纸条下端浸入液体标本中,下端吸水材料即吸取液体并使液体向上端移动。在液体经过时,胶体金标记 hCG 抗体复溶,并向膜条上端渗移。若标本中有待测特异抗原,即形成胶体金标记抗体 - hCG 复合物,此复合物流至测试区即被固相抗体所获,在膜上呈现红色反应线条(T)。过剩的金标记 hCG 抗体继续前行,至对照区与固相抗 IgG 抗体(二抗)结合,而呈现红色质控线条(C)。反之,阴性标本则无反应线条,而仅显示质控线条。

【实验材料】

1. **标本** 待测标本。
2. **试剂** 早早孕 hCG 检测试纸。
3. **器材** 尿杯。

【实验方法】

1. 待检样品、试纸条等均在室温平衡后使用。
2. 将试纸条有箭头的一段插入标本容器中,至少 5 秒后取出平放,5 分钟内显示结果。
3. 试纸条插入标本深度不可超过 MAX 标志线。

【实验结果】

1. **阳性** 在测试区(T)和对照区(C)各出现 1 条红色反应线,提示已怀孕。
2. **阴性** 仅在对照区(C)出现 1 条红色反应线,提示未怀孕。
3. **无效** 试纸条无红色反应线出现,或仅在测试区(T)出现 1 条红色反应线,表明实验失败或检测试纸失效。

【注意事项】

1. 检测试纸一次性使用。
2. 检测试纸开启后请尽快使用。
3. 检测试纸于 4~30℃ 避光密封保存,切勿冰冻,使用前如发现包装袋破损请勿使用。

(王 蕾)

扫码"学一学"

实验四 流式细胞术

【实验原理】

流式细胞术（FCM）是一种对处在液流中的细胞或其他生物微粒（如细菌）逐个进行多参数快速定量分析和分选的技术。流式细胞仪是测量待检细胞染色标记物荧光强度的分析仪器，是集激光、计算机、流体力学、细胞化学、图像分析为一体的多学科、高科技产物。流式细胞术以其快速、灵活、灵敏和定量分选收集等特色，广泛应用于基础研究和临床检验各个方面，包括细胞生物学、肿瘤学、血液学、免疫学、药理学、遗传学及临床检验学等。国内临床目前最常用于肿瘤细胞的 DNA 倍体分析和细胞的表型测定，包括淋巴细胞亚型分析、免疫功能监测、白血病和淋巴瘤免疫分型、残余白血病检测、以及 HLA-B27 组织抗原检测等。现以 AIDS 患者 $CD4^+/CD8^+$ T 细胞数量的检测为例，简要说明其应用和操作。

$CD4^+/CD8^+$ T 细胞的绝对计数和比例在 AIDS 的临床诊断与治疗上具有重要意义，并可辅助监控 AIDS 的治疗。利用抗 CD4 和抗 CD8 的单克隆抗体与淋巴细胞表面相应抗原结合，再配合多色荧光染料，即可将 $CD4^+$ 和 $CD8^+$ T 细胞分开，进而得到各亚群的相对比例。

【实验材料】

1. **试剂** 肝素、生理盐水、荧光标记单抗、Tri TEST 试剂、红细胞裂解液。
2. **器材** EP 管、采血管、离心机、流式细胞仪等。

【实验方法】

1. **制备肝素抗凝全血** 采血并按常规制备抗凝全血（肝素稀释液的制备：取 125μl 肝素，加入 1ml 生理盐水。抗凝时按 1ml 全血加入 0.2ml 肝素稀释液的比例制备）。

2. **加荧光标记单抗** 取 50μl 抗凝血，放入 1.5ml 的 EP 离心管中，再加入 20μl Tri TEST 试剂，充分混匀后置室温避光处（也可放抽屉内）反应 15~20 分钟。

Tri TEST 试剂成分：①异硫氰基荧光素（FITC）标记的抗 CD4 单抗；②藻红蛋白（PE）标记的抗 CD8 单抗；③多甲藻叶绿素蛋白（PERCP）标记的抗 CD3 单抗。

3. **溶血** 加入 450μl 红细胞裂解液（溶血素）并充分混匀，置室温避光处（抽屉内）10 分钟，至管中液体呈透明红色为止。

4. **检测、分析、打印结果** 将上述标本上机检测，用仪器公司提供的相关软件对标本进行处理和分析，并打印二维点图。

【实验结果】

正常参考值范围

1. $CD4^+$ T 细胞 414~1123 个/μl；
2. $CD8^+$ T 细胞 238~874 个/μl；
3. $CD3^+$ T 细胞 770~2041 个/μl。

（王 蕾）

实验五　吞噬细胞的吞噬作用

一、豚鼠腹腔巨噬细胞吞噬作用测定

【实验原理】

淀粉可以刺激豚鼠腹腔引起非感染性炎症渗出，在腹腔局部出现较多巨噬细胞，巨噬细胞则能吞噬注入腹腔的鸡红细胞等较大异物。

【实验材料】

1. **动物**　豚鼠。
2. **试剂**　5%鸡红细胞悬液、5%淀粉肉汤溶液、吉姆萨染液。
3. **器材**　注射器、载玻片、显微镜等。

【实验方法】

1. 取无菌5%淀粉肉汤溶液5ml注入豚鼠腹腔，常规饲养3天。
2. 实验前1小时再次注入豚鼠腹腔无菌5%淀粉肉汤溶液5ml，然后注射5%鸡红细胞悬液5ml，轻揉其腹部，使鸡血球均匀分布。
3. 在注射后30分钟、1小时、2小时、3小时分别用注射器抽取豚鼠腹腔液推片。
4. 自然干燥后，吉姆萨染色，油镜观察。

【实验结果】

计算100个巨噬细胞中吞噬鸡红细胞的巨噬细胞数目及被吞噬的鸡红细胞的总数，按下列公式计算吞噬百分比和吞噬指数。

$$吞噬百分比 = \frac{吞噬鸡红细胞的巨噬细胞数}{100个巨噬细胞} \times 100\%$$

$$吞噬指数 = \frac{100个巨噬细胞中被吞噬鸡红细胞数}{100个巨噬细胞} \times 100\%$$

二、中性粒细胞吞噬作用的测定

【实验原理】

血液中的中性粒细胞有吞噬病原微生物等较小异物的能力。将新鲜血液和细菌混合，经合适的时间后涂片染色，即能观察到被吞噬到中性粒细胞内的但还没有被消化掉的细菌。

【实验材料】

1. **标本**　新鲜抗凝人血0.5ml。
2. **试剂**　白色葡萄球菌（肉汤培养液中37℃培养16~18小时待用）、瑞特染液。

3. 器材 显微镜、孵箱、玻片等。

【实验方法】

1. 吸取 0.1ml 白色葡萄球菌液加入新鲜抗凝人血 0.5ml 中，摇匀，37℃孵育 30 分钟。
2. 孵育过程的前 20 分钟，每隔 5 分钟轻轻振荡 1 次，共 4 次，后 10 分钟静置孵育。
3. 孵育结束后，用毛细滴管从红细胞层表面吸取上清少许推片。
4. 自然干燥后，滴加瑞特染液染色 1 分钟，再加等量蒸馏水混匀，静置 4 分钟水洗，晾干油镜观察。

【实验结果】

计算 100 个中性粒细胞，分别计算吞噬有细菌的中性粒细胞数目和被吞噬的细菌总数，计算吞噬百分比和吞噬指数（计算方法同前），正常人吞噬百分比为 60%，吞噬指数大于 1。

【注意事项】

1. 血涂片应薄厚均匀适中，避免过薄或过厚。
2. 瑞特染液染色时间不能过长以免染色过重。

（于春涛）

实验六　外周血单个核细胞的分离

扫码"学一学"

扫码"看一看"

【实验原理与目的】

用密度梯度离心法，根据各类血细胞的比重不同，分离提取单个核细胞，这是从外周血初步分离淋巴细胞的最常用方法。分离液的比重稍高于淋巴细胞，而低于红细胞和粒细胞，离心后红细胞和粒细胞比重较大，位于最下层；而单个核细胞的比重为 1.075~1.090，位于分离液的上方。本实验用比重为 1.077 聚蔗糖－泛影葡胺淋巴细胞分离液分离单个核细胞，可用于细胞的分类鉴定、计数及各种功能测定。通过分离人血单个核细胞的过程，能叙述其原理及操作方法，说出其意义及应用。

【实验材料】

1. **标本** 外周静脉血。
2. **试剂** 淋巴细胞分离液（聚蔗糖－泛影葡胺）、肝素、Hank's 液。
3. **器材** 注射器、针头、10ml 离心管、滴管、乳胶头、试管、试管架、离心机、天平。

【实验方法】

1. 取静脉外周血 3ml，每毫升血加肝素 25~30 国际单位。

2. 用 Hank's 液稀释 1 倍到 6ml。

3. 用 10ml 离心管，加入 3ml 淋巴细胞分离液，在分离液的界面上轻轻加入 6ml 已稀释的肝素抗凝血。

4. 以 2000r/min 的速度离心 20 分钟。

5. 此时可见液体分为 4 层。由于比重不同，最下层是红细胞和粒细胞，分离液在它的上层，最上层是血浆层，单个核细胞层在血浆层和分离液之间。用滴管轻轻插入单个核细胞层吸取该层细胞。

6. 将单个核细胞层放入含有 Hank's 液 5ml 试管中，充分混匀，1000r/min 离心 10 分钟，弃去上清液，即获得单个核细胞，包括淋巴细胞和单核细胞。

【实验结果】

用密度梯度离心法分离单个核细胞，速度快、纯度高，分离后得到的单个核细胞，可满足许多实验的需要。

【注意事项】

1. 在分离液的界面上轻加 6ml 肝素抗凝血液，千万不要打乱两液间的液面。

2. 分离液与加入血液的量应是：分离液：未稀释血液 = 1∶1，因血液已释稀一倍，分离液 3ml，血液应加入 6ml，整个液面高度不能超过 10ml。

3. 分离出单个核细胞后，要进一步检测细胞活力。

（王 蕾）

实验七　免疫器官及生物制品观察

【实验目的】

通过对免疫器官及生物制品的观察，能叙述免疫器官的种类及功能，了解生物制品的用途。

【实验材料】

胎儿胸腺、鸡腔上囊、卡介苗、乙肝疫苗、脊髓灰质炎疫苗、麻疹疫苗、百白破三联制剂、流脑疫苗、乙脑疫苗、白喉类毒素、破伤风类毒素、白喉抗毒素、破伤风抗毒素、抗狂犬病病毒免疫血清、丙种球蛋白、干扰素、IL-2、转移因子、胸腺素、伤寒 O 菌液、伤寒 O 诊断血清、伤寒 H 诊断血清、副伤寒 H 菌液。

【注意事项】

玻璃制品要轻拿轻放，防止损坏，避免擦掉玻璃制品上的字迹。

（于春涛）

扫码"学一学"

扫码"看一看"

实验八　豚鼠过敏试验

【实验原理与目的】

给豚鼠注射异种蛋白，经过一定时间，豚鼠产生 IgE。IgE 结合于肥大细胞和嗜碱性粒细胞表面，使豚鼠处于致敏状态。当再次给豚鼠注射大量相同抗原时，抗原与肥大细胞和嗜碱性粒细胞表面 IgE 结合，使之脱颗粒，释放活性介质，引起毛细血管扩张、通透性增强，出现过敏现象甚至过敏性休克。通过本实验学生能够说出豚鼠过敏试验的实验方法及原理，观察过敏性休克的表现。

【实验材料】

豚鼠、马血清、无菌注射器、针头、碘酒、乙醇等。

【实验方法】

1. 取健康、幼年（体重250g以下）的豚鼠两只，分别经腹腔注射马血清 0.1ml，使之致敏。

2. 经 3 周后，其中 1 只豚鼠用同样马血清于试验前一天作小量多次逐步增量的皮内及皮下注射，使其脱敏。试验当日，以同样马血清向该两豚鼠心脏内各注射 1ml，0.5 小时内观察动物的变化。

【实验结果】

出现过敏反应的豚鼠多有如下症状：兴奋、不安、耸毛、抓鼻、咳嗽、呼吸困难、抽搐、呕吐、倒地挣扎、窒息、大小便失禁，甚至发生过敏性休克而死亡。经脱敏的豚鼠无上述过敏现象。

【注意事项】

脱敏和未脱敏的豚鼠要做好标记，试验时将马血清要注入到心脏内，否则过敏现象不会很快出现。

（于春涛）

第二部分　学习指导

绪　论

一、目标要求

1. 能叙述免疫的概念及其功能。
2. 知道免疫学发展简史。

二、知识要点

1. 免疫的概念：指机体免疫系统具有识别"自己"和"非己"的功能，对自身成分形成天然耐受，而对非己异物产生排除作用，借以维持机体内环境的平衡与稳定。

2. 免疫的功能 $\begin{cases} 免疫防御 \\ 免疫自稳 \\ 免疫监视 \end{cases}$

三、习题

（一）名词解释

1. 免疫　2. 免疫防御　3. 免疫自稳　4. 免疫监视

（二）填空题

1. 免疫的功能表现在以下3个方面_____、_____、_____。
2. 机体免疫防御功能异常增高可引发_____。
3. 机体免疫防御功能低下易发生_____。
4. 机体免疫监视功能低下时易发生_____。

（三）选择题

A型题

1. 最早用接种人痘苗预防天花的国家是
   A. 中国　　　　　　B. 美国　　　　　　C. 日本
   D. 俄罗斯　　　　　E. 英国

2. 最早发现抗毒素的科学家是
   A. Burnet　　　　　B. Bordet　　　　　C. Behring
   D. Jenner　　　　　E. Pasteur

3. 用无毒力牛痘苗接种来预防天花的第一个医师是
   A. Koch　　　　　　B. Jenner　　　　　C. Pasteur

D. VonBehring　　　　E. Bordet

4. 最早提出克隆选择学说的科学家是

A. Burnet　　　　B. Bordet　　　　C. Porter

D. Jenner　　　　E. Pasteur

（四）简答题

1. 简述免疫的功能及其表现。
2. 简述免疫学发展简史。

四、习题参考答案

（一）名词解释

1. 现代免疫的概念是指机体免疫系统具有识别"自己"和"非己"的功能，对自身成分形成天然耐受，而对非己异物产生排除作用，借以维持机体内环境的平衡与稳定。

2. 免疫防御是机体抵抗、清除病原生物等外来抗原性异物侵袭的一种免疫保护功能，即通常所指的抗感染免疫作用。

3. 免疫自稳是机体免疫系统及时清除体内损伤、衰老或死亡的细胞，而对自身正常成分不发生免疫应答，形成免疫耐受，以维持内环境相对稳定的一种生理功能。

4. 免疫监视是机体免疫系统及时清除体内出现的突变细胞和病毒感染细胞的一种生理功能。

（二）填空题

1. 免疫防御　免疫自稳　免疫监视
2. 超敏反应
3. 免疫缺陷病
4. 肿瘤或病毒持续性感染

（三）选择题

1. A　2. C　3. B　4. A

（四）简答题

1. 简述免疫的功能及其表现。

功能	生理表现	病理表现
免疫防御	清除病原微生物及其他抗原性异物	超敏反应（过强） 免疫缺陷病（过低）
免疫稳定	清除损伤或衰老细胞	自身免疫性疾病
免疫监视	清除突变细胞和病毒感染细胞	肿瘤或病毒持续性感染

2. 简述免疫学发展简史。

①经验免疫学时期：早在11世纪，我国已有吸入天花痂粉预防天花之说，这也是世界上最早的预防接种技术。后来经过不断改进，于17世纪在我国推广应用，并先后传入朝鲜、日本、俄国、土耳其和英国等欧亚各国。18世纪后叶，英国医生Jenner证实了接种牛痘可以预防天花，且较人痘更为安全、有效。1804年，该疫苗传入我国，并很快代替了人痘苗。从此接种牛痘预防天花在全世界广泛应用，最终帮助人类消灭了"天花"这种烈性传染病。

②科学免疫学时期：1881 年，法国科学家 Pasteur 成功制备了灭活疫苗和减毒疫苗，如炭疽杆菌减毒疫苗和狂犬病毒减毒疫苗，有效地预防了多种传染病，开创了科学免疫预防之先河。1890 年，德国学者 Behring 和他的同事 Kitasato 发现了抗毒素并用白喉抗毒素成功治愈一名白喉患儿。19 世纪末，德国学者 Ehrlich 提出了体液免疫学说，俄国学者 Metchnikoff 提出了细胞免疫学说。1945 年，Owen 发现了免疫耐受现象。1958 年，澳大利亚学者 Burnet 提出了抗体生成的克隆选择学说。

③现代免疫学时期：20 世纪中叶以来，揭示了机体存在着完整的免疫系统；发现淋巴细胞是功能多样的细胞群，并深入研究了各种淋巴细胞的功能；阐明了抗体的分子结构与功能；发现了主要组织相容性复合体及其产物，并进一步研究了主要组织相容性复合体的作用。此外，细胞融合技术、标记技术等免疫技术和其他相关技术在医学等各领域得到了广泛的应用。

（陈瑞玲）

第一章 抗 原

一、目标要求

1. 能叙述抗原的概念和特性、抗原的特异性及其物质基础。
2. 熟知抗原的分类，共同抗原和交叉反应，影响抗原免疫原性的因素。
3. 能说出医学上重要的抗原物质。

二、知识要点

1. 抗原：泛指能够刺激机体产生抗体或效应 T 细胞，并能与之特异性结合的物质。

2. 特性
   - 免疫原性：能够刺激机体发生免疫应答即产生抗体或效应 T 细胞的能力
   - 免疫反应性：能与相应抗体或效应 T 细胞特异性结合，发生免疫反应的能力

3. 分类
   - 根据诱生抗体是否需 Th 细胞辅助分为
     - 胸腺依赖性抗原（TD - Ag）
       - 需 Th 细胞辅助
       - 有 T、B 细胞表位
       - 诱导免疫记忆
     - 胸腺非依赖性抗原（TI - Ag）
       - 不需 Th 细胞辅助
       - 有 B 细胞表位
       - 不诱导免疫记忆
   - 其他分类
     - 根据抗原与机体的亲缘关系分为：同种异型抗原、异种抗原、自身抗原
     - 据抗原的化学组成：蛋白质抗原、多糖抗原、核蛋白抗原
     - 根据抗原的特性
       - 完全抗原：同时具备免疫原性和免疫反应性
       - 半抗原：只有免疫反应性，无免疫原性

4. 决定抗原免疫原性的因素
   - 抗原因素：异物性、分子量、结构与化学组成
   - 机体因素：遗传、年龄、性别、健康状态等
   - 进入机体的方式：剂量、途径、次数、佐剂的应用等

5. 抗原特异性与交叉反应
   - 抗原特异性
     - 抗原决定簇：决定抗原特异性的特殊化学基团
     - 半抗原—载体效应
   - 共同抗原和交叉反应
     - 共同抗原
       - 类属抗原
       - 异嗜性抗原
     - 交叉反应：共同抗原刺激机体产生的抗体能与含有相同或相似抗原表位的抗原发生反应

6. 医学上重要的抗原物质 {
异种抗原：病原生物及其代谢产物；动物免疫血清
同种异型抗原：血型抗原、组织相容性抗原
自身抗原：改变的自身抗原、隐蔽的自身抗原
异嗜性抗原：不同种属生物间的共同抗原
肿瘤抗原：肿瘤相关抗原和肿瘤特异性抗原
}

三、习题

（一）名词解释

1. 抗原　2. 抗原决定簇　3. 完全抗原　4. 半抗原

（二）填空题

1. 抗原的 2 种特性_____、_____。
2. 根据抗原的 2 种特性将抗原分为_____、_____。
3. 根据抗原诱生抗体是否需 Th 细胞辅助分为_____、_____。
4. 根据抗原与机体的亲缘关系分为_____和_____、_____、_____。
5. 影响抗原免疫原性的因素有_____、_____、_____、_____、_____。
6. 决定抗原特异性的分子基础是_____。

（三）选择题

A 型题

1. 既是抗原又是抗体的物质是
   A. 细菌　　　　　　B. 病毒　　　　　　C. 青霉素
   D. 细菌外毒素　　　E. 动物免疫血清
2. 半抗原具有
   A. 免疫原性　　　　B. 免疫耐受性　　　C. 免疫反应性
   D. 免疫特异性　　　E. 异嗜性
3. 抗原的免疫原性是指
   A. 刺激机体免疫系统产生抗体的性能
   B. 刺激机体免疫系统产生致敏淋巴细胞的性能
   C. 与相应抗体在体内外特异性结合的性能
   D. 与相应致敏淋巴细胞在体内外特异性结合的性能
   E. 刺激机体免疫系统产生抗体或致敏淋巴细胞的性能
4. 下列哪种物质是 TI – Ag
   A. 血清蛋白　　　　B. 细菌外毒素　　　C. 类毒素
   D. 细菌脂多糖　　　E. 青霉素
5. 下列哪种自身物质可诱导自身发生免疫应答
   A. 红细胞　　　　　B. 白细胞　　　　　C. 血小板
   D. 精液　　　　　　E. 血浆
6. 异嗜性抗原是一种
   A. 共同抗原　　　　B. 自身抗原　　　　C. 半抗原
   D. 同种异型抗原　　E. 超抗原

7. 异嗜性抗原造成机体组织损伤的机制是
   A. 异种物质　　　　B. 免疫原性强　　　　C. 免疫反应性强
   D. 交叉反应　　　　E. 载体效应
8. 下列物质中免疫原性最强的是
   A. 蛋白质　　　　　B. 多糖类　　　　　　C. 脂多糖
   D. 核酸　　　　　　E. 脂类
9. 来源于马血清的破伤风抗毒素对人而言是
   A. 异种抗原　　　　B. 同种异型抗原　　　C. 自身抗原
   D. 异嗜性抗原　　　E. 超抗原
10. 组织器官移植时引起排斥反应的抗原是
    A. 异种抗原　　　　B. 同种异型抗原　　　C. 自身抗原
    D. 异嗜性抗原　　　E. 超抗原

B 型题
    A. 异种抗原　　　　B. 同种异型抗原　　　C. 自身抗原
    D. 异嗜性抗原　　　E. 超抗原
11. 对人而言细菌属于
12. 因血型不合引起输血反应的抗原是
13. 眼晶状体蛋白进入血液属于
14. 损伤衰老的组织细胞未能及时清除会成为
15. 链球菌细胞壁与人肾小球之间的共同抗原属于

（四）简答题
1. 影响抗原免疫原性的因素。
2. 说出医学上重要的抗原物质。

四、习题参考答案

（一）名词解释
1. 是指能与淋巴细胞受体特异性结合、诱导免疫应答产生抗体或效应 T 细胞，并能与相应的抗体或效应 T 细胞特异性结合的物质。
2. 抗原分子中决定抗原特异性的特殊化学基团，是 T 细胞受体（TCR）、B 细胞受体（BCR）和抗体识别结合的基本单位，又称为表位。
3. 既具有免疫原性，又具有免疫反应性的抗原，称为完全抗原。
4. 半抗原是指仅具有免疫反应性，不具有免疫原性的抗原。

（二）填空题
1. 免疫原性　免疫反应性
2. 完全抗原　半抗原
3. 胸腺依赖性抗原（TD-Ag）　胸腺非依赖性抗原（TI-Ag）
4. 异种抗原　同种异型抗原　自身抗原　异嗜性抗原
5. 异物性　分子量　分子结构　宿主因素　免疫方法
6. 抗原决定簇

（三）选择题

1. E　2. C　3. E　4. D　5. D　6. A　7. D　8. A　9. A　10. B　11. A　12. B
13. C　14. C　15. D

（四）简答题

1. ①异物性：包括异种物质、同种异体物质、修饰和隐蔽的自身物质；②抗原的理化性质：包括化学组成、大分子量、复杂的化学结构；③宿主因素：遗传因素、年龄、性别和健康状态等；④免疫方法：抗原剂量、免疫途径、免疫次数及时间，以及免疫佐剂的应用等，均可影响抗原的免疫原性。

2. ①病原微生物及其代谢产物；②动物免疫血清；③异嗜性抗原；④同种异型抗原；⑤自身抗原：包括隐蔽的自身抗原和修饰的自身抗原；⑥肿瘤抗原：包括肿瘤特异性抗原和肿瘤相关抗原；⑦超抗原。

五、案例分析

患者，男，13岁，3周前患上呼吸道感染，治疗后痊愈。近几日晨起双眼睑和下肢水肿，且逐渐加重，水肿活动后可减轻，伴有食欲减退、恶心、呕吐，尿量减少，尿液颜色呈洗肉水样。查体：血压145/100mmHg，眼睑水肿，双下肢凹陷性水肿，其他无异常。尿蛋白＋＋＋。肉眼血尿。血清抗O试验（ASO）滴度高（800IU/L）。临床诊断：链球菌感染引发的急性肾小球肾炎。

问题　链球菌感染引起的上呼吸道感染，与急性肾小球肾炎的发生有何关系？

> **案例解析**
>
> 急性肾小球肾炎是以突发少尿、蛋白尿、水肿、高血压为主要表现的一种疾病，病因多种多样，其中溶血性链球菌感染是引起急性肾小球肾炎的重要因素。发病机制是Ⅱ型或Ⅲ型超敏反应，其中多数病例是Ⅲ型超敏反应介导。即链球菌细胞壁的M蛋白（抗原）与对应的抗体特异性结合，形成免疫复合物，随着血液循环沉积于肾小球基底膜，通过激活补体等机制造成肾小球基底膜损伤。

（陈瑞玲）

第二章 免疫球蛋白与抗体

一、目标要求

1. 能叙述抗体、免疫球蛋白的概念及二者的区别,抗体的生物学功能。
2. 熟知免疫球蛋白的基本结构及分类,各类免疫球蛋白的主要特性和功能。
3. 能说出免疫球蛋白的其他结构、功能区、水解片段。

二、知识要点

1. 抗体(Ab):是 B 细胞接受抗原刺激后分化为浆细胞,由浆细胞产生的能与相应抗原发生特异性结合的球蛋白。

2. 免疫球蛋白(Ig):是指具有抗体活性或化学结构与抗体相似的球蛋白。所有抗体都是 Ig,而 Ig 不一定都是抗体。

3. Ig 的结构
- 基本结构
  - (1) 由二硫键连接 4 条多肽链组成的对称分子。
    - 2 条相同的长链称为重链(H 链)
    - 2 条相同的短链称为轻链(L 链)
  - (2) 可变区(V 区):在 Ig 多肽链的氨基端
  - (3) 恒定区(C 区):在多肽链羧基端 L 链剩余的 1/2 及 H 链剩余的 3/4 区域
- 其他结构
  - 连接链(J 链):由浆细胞合成的多肽链,连接单体形成二聚体、五聚体或多聚体
  - 分泌片(SP):是由黏膜上皮细胞合成与分泌的一种多肽链

4. Ig 的功能区(以 IgG 为例)
- 功能区
  - L 链:VL、CL
  - H 链:VH、CH1、CH2、CH3
- 功能
  - VL 和 VH:与抗原特异性结合的部位
  - CL 和 CH1:同种异型遗传标志所在
  - CH2:有补体结合点,能激活补体的经典途径
  - CH3:与多种细胞表面的 Fc 受体结合

5. Ig 的水解片段
- 木瓜蛋白酶水解:2 个 Fab 段、1 个 Fc 段
- 胃蛋白酶水解:1 个 F(ab')₂、pFc'

6. Ab 的生物学活性（四个方面）
- ①特异性结合抗原：通过 V 区与抗原特异性结合，为主要生物学功能
- ②激活补体系统：IgG 或 IgM 与相应抗原结合后，可激活补体传统途径。IgM 激活补体系统的能力较强
- ③结合细胞表面的 FcR：介导调理作用、ADCC 效应、Ⅰ型超敏反应
- ④穿过胎盘和黏膜

7. 各类 Ig 的特性与功能

IgG
- 人 IgG 有 4 个亚类：IgG1~IgG4
- 含量最高，半衰期最长
- 主要的抗感染抗体
- 唯一能通过胎盘的抗体
- 能够激活补体；发挥调理作用、ADCC 作用；介导协同凝集
- 某些自身抗体和引起Ⅱ、Ⅲ型超敏反应的抗体也属于 IgG

IgM
- 五聚体，分子量最大，称为巨球蛋白，主要存在于血液中
- 抗原结合价最高（5 价）
- 个体发育过程中合成最早
- 机体感染后出现最早
- 天然血型抗体、类风湿因子等均为 IgM 类抗体

IgA
- 两型
  - 血清型 IgA：多为单体。具有中和毒素、抗菌、抗病毒等作用
  - 分泌型 IgA（SIgA）：双聚体。主要存在于黏膜表面及初乳、泪液、唾液
- 婴儿在出生后 4~6 个月才能合成 IgA，但可从初乳中获得 SIgA

IgD
- 血清型：血清中的 IgD 功能尚不清楚
- 膜结合型：可存在于某些 B 细胞表面，是 B 细胞表面的抗原识别受体

IgE
- 含量最低：但在过敏性疾病和某些寄生虫感染时，特异性 IgE 含量显著增高
- 为亲细胞抗体：Fc 段易与肥大细胞和嗜碱性粒细胞结合，介导Ⅰ型超敏反应

8. Ig 的抗原特异性：同种型、同种异型、独特型。

9. 人工制备抗体的类型：单克隆抗体、多克隆抗体、基因工程抗体。

三、习题

（一）名词解释
1. 免疫球蛋白　2. 抗体　3. 调理作用

（二）填空题
1. 人工制备抗体的类型有_____、_____、_____。
2. 根据免疫球蛋白_____链_____区不同将其分为 5 种。

3. 免疫球蛋白的轻链有_____和_____2种。

4. 能够激活补体系统的抗体有_____和_____，既有J链又含分泌片的抗体是_____。

（三）选择题

A 型题

1. 5 种免疫球蛋白的划分是根据
   A. H 链和 L 链均不同　　B. V 区不同　　C. L 链不同
   D. H 链不同　　E. 连接 H 链的二硫键位置和数目不同

2. 血清中含量最高的 Ig 是
   A. IgA　　B. IgM　　C. IgG
   D. IgD　　E. IgE

3. 脐血中哪类 Ig 增高提示胎儿有宫内感染
   A. IgA　　B. IgM　　C. IgG
   D. IgD　　E. IgE

4. 机体感染后最早出现的抗体是
   A. IgA　　B. IgM　　C. IgG
   D. IgD　　E. IgE

5. 巨球蛋白是指
   A. IgA 类抗体　　B. IgM 类抗体　　C. IgG 类抗体
   D. IgD 类抗体　　E. IgE 类抗体

6. 与类风湿因子有关的 Ig 是
   A. IgA 类抗体　　B. IgM 类抗体　　C. IgG 类抗体
   D. IgD 类抗体　　E. IgE 类抗体

7. 具有 J 链结构的 Ig 是
   A. SIgA、IgG　　B. IgM、SIgA　　C. IgG、IgD
   D. IgD、IgE　　E. IgE、SIgA

8. 唯一能通过胎盘的 Ig 是
   A. IgA 类抗体　　B. IgM 类抗体　　C. IgG 类抗体
   D. IgD 类抗体　　E. IgE 类抗体

9. 新生儿从母乳中获得的 Ig 是
   A. SIgA　　B. IgM　　C. IgG
   D. IgD　　E. IgE

B 型题

   A. SIgA　　B. IgM　　C. IgG
   D. IgD　　E. IgE

10. 介导 I 型超敏反应的抗体是

11. 在黏膜局部发挥抗感染的抗体是

12. 能够介导协同凝集作用的抗体是

13. 对感染早期诊断有意义的抗体是

14. 寄生虫感染后含量明显升高的抗体是

（四）简答题

1. 简述 Ig 的木瓜蛋白酶水解片段。
2. 简述抗体 IgG 的主要特性。
3. 简述抗体的生物学功能。

四、习题参考答案

（一）名词解释

1. 是指具有抗体活性或化学结构与抗体相似的球蛋白。所有抗体都是 Ig，而 Ig 并不一定都是抗体。

2. 是 B 细胞接受抗原刺激后分化为浆细胞，由浆细胞产生的能与相应抗原发生特异性结合的球蛋白。

3. IgG 分子与细菌等颗粒性抗原结合后，可通过其 Fc 段与单核－吞噬细胞和中性粒细胞表面的相应受体（FcγR）结合，从而增强吞噬细胞的吞噬作用，此即抗体的调理作用。

（二）填空题

1. 单克隆抗体　多克隆抗体　基因工程抗体
2. 重链　恒定
3. κ　λ
4. IgM　IgG　SIgA

（三）选择题

1. D　2. C　3. B　4. B　5. B　6. B　7. B　8. C　9. A　10. E　11. A　12. C　13. B
14. E

（四）简答题

1. 用木瓜蛋白酶水解 IgG，可以获得 3 个片段：其中 2 个片段完全相同，它们能与抗原结合，称为抗原结合片段（Fab）；另 1 个片段在低温下能够结晶，称可结晶片段（Fc），它不能与抗原结合，但具有其他生物学活性，如结合补体、结合细胞和通过胎盘等。

2. ①IgG 广泛分布于血清、细胞外液中，占血清 Ig 总量的 75%，IgG 的半衰期最长；②IgG 是主要的抗感染抗体；③IgG 是唯一能通过胎盘的抗体；④IgG Fab 段与相应抗原结合，可中和毒素、中和病毒等，其 Fc 段能与补体 C1q 及吞噬细胞和 NK 细胞表面的 Fc 受体结合，可以激活补体、介导调理作用、ADCC 作用；⑤葡萄球菌 A 蛋白（SPA）能与 IgG Fc 段结合，介导协同凝集作用。

3. ①特异性结合抗原；②激活补体系统；③结合细胞表面的 Fc 受体，产生调理作用、ADCC 效应、介导 I 型超敏反应；④穿过胎盘和黏膜；⑤免疫调节作用。

五、案例分析

患者，男，61 岁。一个月前曾因全身骨痛，多发性骨折在当地医院治疗，因骨折部位固定及接骨治疗不见好转而入院。实验室检查：白细胞 5.0×10^9/L，血红蛋白 100g/L，血小板 146×10^9/L。球蛋白 93.9g/L↑，免疫球蛋白 IgG 63.7g/L↑。X 线显示：腰椎、胸椎、肋骨、肱骨、骨盆等多处骨折。骨髓检查：异常浆细胞成堆分布，比例占 54%。临床诊断：

多发性骨髓瘤。

问题 免疫球蛋白增高与骨髓瘤有什么关系，请分析此病免疫球蛋白增高的原因。

> **案例解析**
>
> 免疫球蛋白由浆细胞产生，多发性骨瘤患者由于单克隆浆细胞明显增生，导致单克隆免疫球蛋白异常增多，血清中出现大量单克隆免疫球蛋白，造成血清球蛋白异常增高，并在尿液中出现本-周蛋白（单克隆免疫球蛋白轻链）。

（陈瑞玲）

第三章 补体系统

一、目标要求

1. 熟知补体的生物学作用。
2. 能说出补体的概念、补体活化的3条途径的异同及效应特点。
3. 知道补体的组成、命名、经典途径的活化过程。

二、知识要点

1. 补体的概念：补体是存在于人和脊椎动物血清与组织液中一组与免疫有关、具有酶活性的蛋白质，包括30多种可溶性蛋白和膜结合蛋白，故称之为补体系统。

2. 补体系统的组成和理化性质
   - 组成：补体固有成分、补体调节蛋白、补体受体
   - 理化性质
     - 合成补体的细胞：主要是肝细胞和巨噬细胞
     - 补体多为β球蛋白，其中C3含量最高
     - 补体性质很不稳定

3. 补体系统的激活途径
   - 经典途径
     - 激活物：抗原-抗体复合物
     - 首先活化的补体：C1
     - C3转化酶：C4b2b；C5转化酶：C4b2b3b
     - 参与特异性免疫，感染后期发挥作用
   - 旁路途径
     - 激活物：脂多糖、肽聚糖、酵母多糖等
     - 首先活化的补体：C3
     - C3转化酶：C3bBb；C5转化酶：C3bnBb
     - 参与非特异性免疫，感染早期发挥作用
   - MBL途径
     - 激活物：MBL相关的丝氨酸蛋白酶
     - 首先活化的补体：C4、C2
     - C3转化酶：C4b2b；C5转化酶：C4b2b3b
     - 参与非特异性免疫，感染早期发挥作用

4. 补体激活的调节
   - 自身衰变调节
   - 可溶性调节蛋白：C4结合蛋白、C1抑制物、S蛋白等
   - 膜结合性调节蛋白：膜辅因子蛋白、促衰变因子等

5. 补体系统的生物学作用
   - 溶解细胞作用：细胞膜上MAC形成导致靶细胞溶解
   - 调理作用：C3b和C4b介导
   - 清除免疫复合物：C3b、C4b通过免疫黏附清除IC
   - 介导炎症反应：某些成分具有过敏毒素、趋化、激肽样作用

三、习题

(一) 名词解释

1. 补体系统　2. 免疫黏附

(二) 填空题

1. 补体系统的组成_____、_____、_____。
2. 补体的激活途径_____、_____、_____。
3. 合成补体的细胞主要是_____和_____。
4. 具有过敏毒素作用的补体成分是_____、_____、_____。

(三) 选择题

A 型题

1. 在经典激活途径中首先活化的补体成分是
   A. C2　　　　　　　B. C3　　　　　　　C. C1
   D. C5　　　　　　　E. C4

2. 在旁路激活途径中首先活化的补体成分是
   A. C2　　　　　　　B. C3　　　　　　　C. C1
   D. C5　　　　　　　E. C4

3. 激活补体能力最强的 Ig 是
   A. IgG　　　　　　　B. IgE　　　　　　　C. SIgA
   D. IgA　　　　　　　E. IgM

4. 具有激肽作用的补体成分是
   A. C3a、C5a　　　　B. C3a、C4a　　　　C. C2a
   D. C3a　　　　　　　E. C5b67

5. 补体系统的3条激活途径均参与的成分是
   A. C2　　　　　　　B. B 因子　　　　　　C. C1
   D. C3　　　　　　　E. C4

6. 具免疫黏附作用又有调理作用的补体裂解片段是
   A. C2b　　　　　　　B. C3b　　　　　　　C. C3a
   D. C5b　　　　　　　E. C567

7. 既有过敏毒素作用，又具有趋化作用的补体成分是
   A. C3a、C5a　　　　B. C4a、C3b　　　　C. C5a、C5b67
   D. C5b6789　　　　　E. C4b2b

8. 血清中的补体主要来源于
   A. 肝细胞　　　　　　B. 巨噬细胞　　　　　C. 脾细胞
   D. 上皮细胞　　　　　E. 血管内皮细胞

9. 补体活化后不具备下列哪项作用
   A. 溶解细胞作用　　　B. 趋化作用　　　　　C. 调理作用
   D. 中和毒素作用　　　E. 过敏毒素作用

10. 参与免疫黏附作用的细胞是

A. 中性粒细胞和淋巴细胞　　　　　　B. 肥大细胞和嗜碱性细胞
C. 巨噬细胞和血小板　　　　　　　　D. 红细胞和血小板
E. 单核细胞和血小板

B 型题

A. C4b2b3b　　　B. C4b2b　　　C. C3bnBb
D. C3bBb　　　　E. C3

11. 补体经典活化途径的 C3 转化酶是
12. 补体经典活化途径的 C5 转化酶是
13. 补体旁路活化途径的 C3 转化酶是
14. 补体旁路活化途径的 C5 转化酶是
15. 补体旁路活化途径的起始成分是

（四）简答题

简述补体系统的生物学活性。

四、习题参考答案

（一）名词解释

1. 是存在于人和脊椎动物血清与组织液中的一组经活化后具有酶活性的球蛋白。补体并非单一分子，包括 30 余种可溶性蛋白和膜结合蛋白，故称之为补体系统。

2. 某些可溶性免疫复合物，不易被吞噬细胞吞噬，可通过 C3b 黏附到具有 C3b 受体的红细胞、血小板的表面，则可形成较大的聚合物，易被吞噬细胞吞噬清除，称免疫黏附作用。

（二）填空题

1. 补体固有成分　补体调节蛋白　补体受体
2. 经典途径　旁路途径　MBL 途径
3. 肝细胞　巨噬细胞
4. C3a　C4a　C5a

（三）选择题

1. C　2. B　3. E　4. C　5. D　6. B　7. A　8. A　9. D　10. D　11. B　12. A　13. D
14. C　15. E

（四）简答题

补体系统的生物学活性：①溶解细胞作用；②调理作用；③免疫黏附和清除免疫复合物作用；④炎症介质作用；⑤免疫调节作用。

五、案例分析

患者，男，11 岁。长期身体欠佳，5 年来反复出现水肿，近 4 天水肿加重入院。患者于 5 年前无明显诱因出现水肿，多发生于手、足和颜面部，伴有声音变粗、呼吸困难，偶伴有腹痛。该症状反复发作，6～7 次/年，每次持续 2～3 天。入院前 4 天，患者无明显诱因再次出现上述症状，自行用药后病情无缓解。患者无发热、皮肤无瘙痒、溃疡或色素沉着，饮食正常，睡眠尚可。患者无传染病接触史及食物和药物过敏史，其母亲及哥哥有类似症状反复发作病史,且其哥哥 8 岁时死于该病引起的呼吸窘迫,其父亲体健。体格检查发现眼睑、口唇和手背轻度水肿,压之无凹陷。间接喉镜检查示喉头水肿,累及杓状会厌壁和声带。实验室检查:血浆 C4 值减至 0.68 μmol/L(参考值 0.97~2.43 μmol/L),C1INH 为 29%(合成基质法,参考值 70%~130%)。诊断为遗传性血管神经性水肿。

问题 补体的哪些成分可以引起血管舒张进而导致局限性、非凹陷性水肿?

> **案例解析**
>
> 补体是抗微生物感染的重要成分,存在于血浆中的无活性的补体成分可因形成的抗原-抗体复合物激活,进而发挥作用,但这一过程的适可而止也是极其重要的,否则会造成自身组织的损伤,因此血浆中也存在着一些专司限制补体活化的补体调控蛋白,调控着补体系统的活化过程。这些补体调节蛋白的缺陷可使机体产生相应的临床症状,其中 C1 抑制物(C1INH)缺陷可导致遗传性血管神经性水肿,该病为常染色体显性遗传病,水肿发生在皮下组织、胃肠道及上呼吸道,严重者可发生致命性的喉水肿。
>
> C1INH 浓度降低和 C1INH 功能缺陷使 C1 激活导致无控制的 C1s、C4 和 C2 活化,释放血管活性肽和激肽,由于激肽对毛细血管后小静脉的血管舒张效应而致发作性、局限性、典型的非凹陷性水肿发生。

(陈瑞玲)

第四章 人类主要组织相容性复合体

一、目标要求

1. 能叙述主要组织相容性复合体（MHC）的概念。
2. 知道人类主要组织相容性抗原（HLA）的分子结构、分布、功能及临床意义。

二、知识要点

1. 组织相容性：不同个体之间组织器官移植时，供体和受体相互接受的程度。
2. 组织相容性抗原：是一个复杂的抗原系统，其中引起强烈而迅速排斥反应的抗原称为主要组织相容性抗原。
3. 主要组织相容性复合体：编码主要组织相容性抗原的基因群称为主要组织相容性复合体（MHC）。
4. HLA 分子结构
   - Ⅰ类分子：是由轻、重 2 条多肽链以非共价键连接组成的异二聚体糖蛋白分子
   - Ⅱ类分子：由 α、β2 条多肽链以非共价键组成的二聚体糖蛋白分子
   - 均分为 4 个区：肽结合区、Ig 样区、跨膜区、胞质区
5. 分布
   - Ⅰ类分子：广泛分布于所有有核细胞表面
   - Ⅱ类分子：主要分布于抗原提呈细胞、活化 T 细胞表面
6. 生物学功能
   - 参与抗原的处理和提呈
   - 参与免疫应答的调节
   - 参与 T 细胞分化过程
   - 诱导同种移植排斥反应
7. 遗传特征：单倍型遗传、高度多态性、连锁不平衡
8. 在医学上的意义
   - 与疾病的相关性：指带有某些特定 HLA 型别的个体易患某种疾病或不易患某种疾病
   - 表达异常与疾病：某些肿瘤细胞Ⅰ类抗原表达减少或缺失、甲状腺上皮细胞Ⅱ类抗原异常表达均致病引起移植排斥反应
   - 引起输血反应：抗白细胞、血小板的 HLA 抗体，使白细胞和血小板受到破坏所致非溶血性输血反应
   - 在法医学上的应用：个体识别、亲子鉴定等

三、习题

（一）名词解释

1. 组织相容性   2. HLA

（二）填空题

1. HLA-Ⅰ类分子由轻、重2条多肽链借非共价键连接而成，重链称_____链，是由_____编码的产物；轻链为_____链，是由_____编码的产物。

2. HLA-Ⅱ类分子是由_____、_____2条多肽链以非共价键组成，是由_____编码的产物。

3. 在1条染色体上，MHC不同座位等位基因的特定组合是_____。

4. HLA复合体位于人类第_____号染色体的短臂上。

5. CD8$^+$T细胞识别与_____分子相结合的抗原，CD4$^+$T细胞识别与_____分子相结合的抗原。

6. HLA-Ⅰ类分子分布于_____细胞表面。HLA-Ⅱ类分子主要分布于_____细胞表面。

7. HLA复合体遗传的特征是_____、_____、_____。

（三）选择题

A型题

1. 对人而言HLA抗原属于
   A. 异嗜性抗原　　　B. 同种异型抗原　　　C. 异种抗原
   D. 共同抗原　　　　E. 改变的自身抗原

2. 下列哪项不属于HLA分子的结构
   A. 肽结合区　　　　B. 跨膜区　　　　C. 铰链区
   D. 胞质区　　　　　E. 免疫球蛋白样区

3. MHC分子被TCR识别的部位在
   A. 肽结合区　　　　B. 跨膜区　　　　C. 非多肽区
   D. 胞质区　　　　　E. 免疫球蛋白样区

4. 通常情况下，不表达HLA-Ⅱ类抗原的细胞是
   A. B细胞　　　　　B. 活化T细胞　　　C. 巨噬细胞
   D. 树突状细胞　　　E. 神经细胞

5. 90%以上的强直性脊柱炎患者具有下列哪种HLA抗原
   A. HLA-CW6　　　　B. HLA-B8　　　　C. HLA-B27
   D. HLA-B7　　　　　E. HLA-B35

6. 多次接受输血的患者发生的非溶血性输血反应，与下列哪种抗体有关
   A. ABO血型抗体　　B. RH血型抗体　　C. 抗Ig抗体
   D. 抗DNA抗体　　　E. 抗白细胞和血小板HLA抗体

（四）简答题

解释MHC和MHC分子及其功能。

四、习题参考答案

（一）名词解释

1. 在不同个体之间进行器官或组织移植时，供体和受体相互接受的程度称为组织相容性，如二者相容，不发生排斥；不相容则会出现排斥反应。

2. 人类的MHC称为HLA复合体,编码的抗原称为人类白细胞抗原(human leucocyte antigen,HLA),也称为HLA抗原或HLA分子。

(二)填空题

1. α链　HLA-Ⅰ类基因　$β_2m$　第15号染色体相应基因
2. α　β　HLA-Ⅱ类基因
3. 1个单倍型
4. 6
5. MHC-Ⅰ类分子　MHC-Ⅱ类分子
6. 各种有核细胞表面　抗原提呈细胞(APC)
7. 单倍型遗传　高度多态性　连锁不平衡

(三)选择题

1. B　2. C　3. A　4. E　5. C　6. E

(四)简答题

组织相容性抗原包括多种复杂的抗原系统,其中能引起强烈而迅速排斥反应的抗原称为主要组织相容性抗原,编码主要组织相容性抗原的基因位于同一染色体片段上,是一组紧密连锁的基因群,称为主要组织相容性复合体,即MHC。其编码产物称为MHC分子,MHC分子的主要功能有:①参与抗原加工和呈递;②约束免疫细胞间的相互作用;③参与T细胞的分化过程;④参与免疫应答的遗传控制;⑤引起移植排斥反应。

五、案例分析

杨某,男,24岁,常年外出打工。2015年10月因发热住院被诊断为白血病。入住血液科后,大夫建议其做造血干细胞移植,以达到治愈的目的。杨某的姐姐、弟弟和两位哥哥积极配合医院做配型检测,结果姐姐和大哥都符合捐献条件,但因为杨刚的血型与大哥一致,所以就决定由大哥做供体为杨刚做造血干细胞移植,最终手术成功。

问题　结合HLA的遗传规律,说说选择造血干细胞移植的供体时,为什么多在同胞兄弟姐妹间选择?并说说ABO血型相同在组织器官移植中的重要性。

案例解析

进行造血干细胞移植的首要条件是要有合适的供者,要尽量选择HLA配型完全相合的供者。HLA不符的程度越高,造血干细胞植入成功的机会就越低,长期生存率也越低。由于HLA的多态性,在无关供者完全相合的概率只有几万甚至几十万分之一。而根据单元型遗传规律,子女从父母处各得到一个HLA单元型,所以同胞间的HLA有4种存在形式,即在同胞间找到HLA配型完全相同供者的概率为25%,远远大于无血缘关系者。近年来认为只要人类白细胞抗原系统相合,ABO血型不合也可行异基因造血干细胞移植。但为了避免ABO血型不合引起输血反应,需要对供者或受者的红细胞、血浆进行相应处理。

(孙凤娥)

第五章 免疫系统

一、目标要求

1. 能叙述免疫器官的种类和功能。
2. 熟知 T、B 淋巴细胞的主要表面标志及其作用、NK 细胞和抗原提呈细胞的功能。
3. 能说出 T、B 淋巴细胞的分化发育、亚群及功能。

二、知识要点

1. 免疫器官
   - 中枢免疫器官：骨髓、胸腺，禽类特有的法氏囊
   - 外周免疫器官：淋巴结、脾脏、黏膜相关的淋巴组织

2. 免疫细胞
   - 淋巴细胞
     - T 细胞
       - 分化发育：在胸腺内完成
       - 表面标志
         - 抗原受体；绵羊红细胞受体
         - 促分裂原受体；细胞因子受体
         - 病毒受体；MHC 分子；CD 分子
       - 亚群：$CD4^+$ T 细胞；$CD8^+$ T 细胞
     - B 细胞
       - 分化发育：在骨髓内完成
       - 表面标志：BCR、IgGFc 受体、补体受体、促分裂原受体、细胞因子受体、MHC 分子、CD 分子等
       - 亚群：B1 细胞；B2 细胞
     - NK 细胞、LAK 细胞
   - 单核吞噬细胞
     - 表面标志：IgG 的 Fc 受体；补体受体等
     - 主要免疫功能
       - 吞噬杀伤作用
       - 提呈抗原，启动免疫应答
       - 分泌活性物质调节免疫应答
       - 抗肿瘤作用
   - 抗原提呈细胞（APC）
     - 专职 APC：单核 - 巨噬细胞；树突状细胞；B 细胞
     - 非专职 APC：血管内皮细胞；上皮细胞等

3. 免疫分子
   - 抗体
   - 补体
   - MHC 分子
   - 细胞因子
     - 概念：由活化的免疫细胞或非免疫细胞合成分泌的生物活性物质
     - 种类：IL、IFN、TNF、CSF、GF 等
     - 作用方式：自分泌、旁分泌效应
     - 作用特点：多效性、重叠性、网络性、拮抗性

三、习题

(一) 名词解释

1. 中枢免疫器官　2. APC

(二) 填空题

1. 免疫系统的组成_____、_____、_____。
2. 人类的中枢免疫器官是_____和_____。禽类特有的是_____。
3. T 细胞的 2 个功能亚群是_____、_____。

(三) 选择题

A 型题

1. 人体最大的外周免疫器官
    A. 胸腺　　　　　　B. 法氏囊　　　　　　C. 脾脏
    D. 淋巴结　　　　　E. 骨髓
2. T 淋巴细胞分化成熟的场所
    A. 淋巴结　　　　　B. 胸腺　　　　　　　C. 黏膜组织
    D. 脾脏　　　　　　E. 骨髓
3. T 淋巴细胞特有的表面标志
    A. C3b 受体　　　　B. HLA-Ⅰ类分子　　　C. HLA-Ⅱ类分子
    D. TCR　　　　　　E. CD 分子
4. T 细胞膜上能够传导抗原信号的膜分子
    A. CD2　　　　　　B. CD3　　　　　　　C. CD4
    D. CD8　　　　　　E. CD11
5. T 淋巴细胞转化试验常用的丝裂原
    A. PHA　　　　　　B. PWM　　　　　　　C. COnA
    D. LPS　　　　　　E. SPA
6. Tc 细胞的作用特点
    A. 无抗原特异性
    B. 受 MHC-Ⅱ类分子限制
    C. 可通过释放 CK 杀伤靶细胞
    D. 可通过 ADCC 作用杀伤靶细胞
    E. 特异性杀伤靶细胞
7. 能处理和传递抗原信息的细胞
    A. NK 细胞　　　　　B. 巨噬细胞　　　　　C. 红细胞
    D. T 细胞　　　　　E. 肥大细胞
8. 具有 HIV 受体的细胞
    A. B 细胞　　　　　B. $CD4^+$ T 细胞　　　C. $CD8^+$ T 细胞
    D. NK 细胞　　　　E. DC
9. 与绵羊红细胞结合形成 E 花环的细胞
    A. NK 细胞　　　　　B. 肥大细胞　　　　　C. 浆细胞

D. T 细胞　　　　　　　E. 单核细胞

10. 下列哪种分子是 T 细胞活化后才表达
   A. MHC-Ⅰ类分子　　B. MHC-Ⅱ类分子　　C. CD2
   D. CD3　　　　　　　E. CD4

B 型题
   A. 肝脏　　　　　　B. 脾脏　　　　　　C. 骨髓
   D. 淋巴结　　　　　E. 法氏囊

11. 淋巴细胞再循环的枢纽
12. 各种免疫细胞的发源地
13. 禽类特有的中枢免疫器官
14. B 细胞主要定居部位是
15. T 细胞主要定居部位是

(四) 简答题

1. 免疫器官的分类及其功能。
2. 比较 Tc 细胞和 NK 细胞的杀伤特点。

四、习题参考答案

(一) 名词解释

1. 是免疫细胞发生、分化、成熟的场所，也具有促进外周免疫器官发育的功能。
2. 是指能够摄取、加工处理抗原，并将抗原信息提呈给 T 淋巴细胞的一类免疫细胞。

(二) 填空题

1. 免疫器官　免疫细胞　免疫分子
2. 胸腺　骨髓　腔上囊
3. $CD4^+$ T 细胞　$CD8^+$ T 细胞

(三) 选择题

1. C　2. B　3. D　4. B　5. A　6. E　7. B　8. B　9. D　10. B　11. D　12. C　13. E
14. B　15. D

(四) 简答题

1. 分为中枢免疫器官与外周免疫器官。中枢免疫器官是免疫细胞发生、分化成熟的场所，人和哺乳类动物的中枢免疫器官包括胸腺和骨髓，禽类有腔上囊。外周免疫器官是免疫细胞定居的场所，也是发挥免疫应答的部位，包括淋巴结、脾脏和黏膜相关的淋巴组织。

2. Tc 细胞的杀伤具有抗原特异性，并受 MHC-Ⅰ类分子限制。NK 细胞不表达抗原识别受体，也不受 MHC 分子限制，为自然杀伤。

五、案例分析

案例 5-1

患儿，女，7 个月。1 个月前受凉后出现咳嗽，逐渐加重，5 天前无明显诱因头面部、躯干出现许多鲜红色丘疹，皮疹很快波及全身，并形成水疱，在当地卫生所输注抗生素（具体不详）无效，病情进行性加重，遂入院诊治。查体：体温 36.5℃，脉搏 120 次/分，呼吸 32 次/分；全身皮肤可见大小不等、散在及成簇丘疱疹，疱液透亮，疹间皮肤正常，部分水疱破溃及结痂。双肺可闻及小水泡音，余未见明显异常。实验室检查：红细胞 4.32×10^{12}/L ［正常值（3.5～5.0）$\times 10^9$/L］，血红蛋白 102g/L（正常值 110～150g/L），白细胞 2.5×10^9/L ［正常值（11.0～12.0）$\times 10^9$/L］；中性粒细胞 79%（正常值 50%～70%），淋巴细胞 10%（正常值 20%～40%）；免疫球蛋白 IgG、IgA、IgM 均正常。尿、粪便常规未见异常。胸片示支气管肺炎；肺部 CT 示双肺斑片状阴影，胸腺缺如。诊断为先天性胸腺发育不良（Digeorge 综合征）。入院后给予头孢类抗生素、干扰素等药物治疗，同时给予胸腺肽、丙种球蛋白等增强免疫力及对症支持治疗，患儿病情有所好转。入院第 7 天继发败血症及中毒性脑病，第 10 天死于多器官功能衰竭。

问题 1 该患儿应如何诊断？本病的病因是什么？

问题 2 试述胸腺在免疫器官中的地位和作用。

案例 5-2

患者，女性，59 岁。自述腰痛 7 个月余，近日腰背部及骶髂关节疼痛加剧难忍，行动不便，并经常伴有头晕、乏力、心悸等症状入院。体格检查：面色、口唇、指甲苍白，骶髂关节叩击痛、压痛明显，四肢神经反射存在。实验室检查：血红蛋白 65g/L（正常值 110～150g/L），γ-球蛋白（血清蛋白电泳）62.9%（正常值 9%～18%），血清球蛋白 76.5g/L（正常值 20～30g/L），IgG107g/L（正常值 7.6～16.6g/L）。骨骼 X 线检查：胸腰椎骨质稀疏，髂骨多个圆形及卵圆形穿凿样透高缺损，边缘清晰，周围无新骨形成现象。骨髓检查：浆细胞明显增生（20.5%），形态异常。查尿液：尿蛋白阳性（正常为阴性），尿 Bence Jones 蛋白阳性（正常为阴性）。临床诊断为多发性骨髓瘤。

问题 该患者血清球蛋白、IgG 等均明显升高，与哪类免疫细胞异常增生有关？

> **案例解析**
>
> 案例 5-1
>
> Digeorge 综合征是一种先天性胸腺不发育或发育不良而造成的 T 细胞缺陷性疾病。该综合征起因于 22 号染色体某区域缺失，致使 6～8 周胎儿的第Ⅲ和第Ⅳ对咽食管的分化发育障碍，致使胸腺、甲状旁腺、主动脉弓、唇和耳等发育不良。由于胸腺是 T 细胞分化发育的主要场所，如果胸腺发育不全或缺失，则导致机体功能性 T 细胞缺乏和细胞免疫功能缺陷。本例患者胸部 CT 检查结果显示胸腺缺如，缺乏 T 细胞。因此对传染性疾病有较强的易感性，感染后极易发生败血症，导致多器官功能衰竭死亡。
>
> 案例 5-2
>
> 多发性骨瘤是一种进行性浆细胞异常增生的恶性肿瘤，其特征为骨髓浆细胞瘤和单克隆免疫球蛋白（IgG，IgA，IgD 或 IgE）明显增加。由于瘤细胞在骨髓腔内无限增殖，导致弥漫性骨质疏松或骨质破坏，表现为持续性的难于解释的骨骼疼痛。由于正常多克隆 B 细胞——浆细胞的增生、分化、成熟受到抑制，正常多克隆免疫球蛋白生成减少，而异常单克隆免疫球蛋白缺乏免疫活性，致使机体免疫力减低。患者对细菌性感染的易感性增高，易反复发生细性感染。骨髓中瘤细胞恶性增生、浸润，排挤了造血组织，影响造血功能，患者常出现贫血，伴乏力和疲劳。此外，肾功能不全、反

复感染、营养不良等因素也会造成或加重贫血。肾脏病变是本病比较常见而又具特征性的临床表现。由于异常单克隆免疫球蛋白过量生成和重链与轻链的合成失去平衡，过多的轻链生成，相对分子质量仅有23000的轻链可自肾小球滤过，被肾小管重吸收，过多的轻链重吸收造成肾小管损害。

（孙凤娥）

第六章　免疫应答

一、目标要求

1. 能叙述适应性免疫应答的概念、类型、基本过程。
2. 熟知抗体产生的一般规律及意义。
3. 知道固有免疫应答的组成及其作用、B 细胞介导的体液免疫应答和 T 细胞介导的细胞免疫应答的过程及效应。

二、知识要点

1. 适应性免疫应答类型 $\begin{cases} \text{B 细胞介导的体液免疫应答} \\ \text{T 细胞介导的细胞免疫应答} \end{cases}$

2. 适应性免疫应答的基本过程 $\begin{cases} \text{抗原提呈和识别阶段} \\ \text{活化增殖与分化阶段} \\ \text{效应阶段} \end{cases}$

3. 抗体产生的一般规律 $\begin{cases} \text{初次应答：潜伏期长、抗体效价低、亲和力低、时间短、IgM 为主} \\ \text{再次应答：潜伏期短、抗体效价高、亲和力高、时间长、IgG 为主} \end{cases}$

4. 细胞免疫应答 $\begin{cases} \text{效应 } CD4^+Th1 \text{ 细胞：通过释放细胞因子、介导炎症反应发挥作用} \\ \text{效应 } CD8^+Tc \text{ 细胞：特异性杀伤靶细胞} \end{cases}$

5. 免疫耐受
   - 概念：免疫活性细胞接触抗原后所表现的特异性无应答状态，对其他抗原仍能产生免疫应答
   - 类型
     - 天然免疫耐受：在胚胎期由自身抗原诱导产生的免疫耐受，也称自身耐受
     - 人工诱导免疫耐受：用人工方法使机体在胚胎期接触某种抗原产生的免疫耐受
   - 诱导条件
     - 抗原因素：大分子、颗粒状、聚合体易引起免疫耐受
     - 机体因素：年龄、动物种属和品系、免疫抑制措施的联合应用
   - 研究意义
     - 治疗肿瘤：诱导机体解除免疫耐受
     - 治疗自身免疫病：恢复对自身抗原的免疫耐受
     - 用于器官移植方面：建立对移植物的免疫耐受

6. 固有免疫应答的组成 $\begin{cases} \text{屏障结构：皮肤和黏膜、血-脑屏障、胎盘屏障} \\ \text{固有免疫细胞：吞噬细胞、NK 细胞等} \\ \text{固有免疫分子：补体、溶菌酶、干扰素、防御素等} \end{cases}$

三、习题

(一) 名词解释

1. 适应性免疫应答 2. 免疫耐受 3. 耐受原

(二) 填空题

1. 在细胞免疫中，效应 T 细胞的作用包括_____介导的细胞毒作用和_____介导的炎症介质反应。

2. 细胞免疫的生物学效应_____，_____，_____。

3. 抗体产生的一般规律：初次免疫应答的潜伏期_____，效价_____，持续时间_____，抗体以_____为主。再次免疫应答的潜伏期_____，效价_____，持续时间_____，抗体以_____为主。

4. 特异性细胞免疫是指_____细胞产生的免疫效应，包括_____细胞的直接杀伤和_____细胞释放淋巴因子发挥的免疫作用。

5. 免疫应答的 3 个阶段是_____阶段，_____阶段和_____阶段。

6. TD‐Ag 需要有_____细胞、_____细胞和_____细胞的协作才能刺激机体产生抗体。

7. B 细胞的抗原识别受体（BCR）是_____，它与抗原结合的特异性和该 B 细胞受抗原刺激分化为浆细胞所产生的抗体特异性_____。

8. 免疫应答可分为 B 细胞介导的_____和 T 细胞介导的_____ 2 种类型。

9. 免疫应答发生的主要场所是_____、_____等外周免疫器官。

10. T 细胞应答的效应细胞是_____和_____。

11. 不需抗原刺激，直接杀伤靶细胞的细胞是_____。

12. 特异性杀伤靶细胞的细胞是_____。

13. $CD8^+$ Tc 细胞杀伤靶细胞的特点具有_____，_____和_____。

(三) 选择题

A 型题

1. 与细胞免疫无关的免疫反应
   A. 外毒素中和作用 B. 抗肿瘤免疫作用 C. 移植排斥反应
   D. 接触性皮炎 E. 结核结节形成

2. 下列哪种物质可以特异性被动转移体液免疫
   A. 抗体 B. IL‐2 C. TNF
   D. T 细胞 E. IL‐1

3. 免疫应答过程不包括
   A. Mφ 对抗原的处理和提呈
   B. B 细胞对抗原的特异性识别
   C. T 细胞在胸腺内的分化、成熟
   D. T/B 细胞的活化、增殖、分化
   E. 效应细胞和效应分子的产生和作用

4. T 细胞分泌的细胞因子在成熟 B 细胞分化为浆细胞过程中起重要作用的是

A. IL-1　　　　B. IL-2　　　　C. IL-4
D. IL-5　　　　E. IL-6

5. TCR 识别抗原的信号传递分子是
   A. CD2　　　　B. CD3　　　　C. CD4
   D. Igα、Igβ　　E. CD8

6. 特异性细胞免疫的效应细胞是
   A. Th1、Th2　　B. Th1、Ts　　C. Th1、Tc
   D. Th2、Tc　　　E. Th2、Ts

7. DTH 炎症反应的效应细胞
   A. 活化的巨噬细胞　B. 活化的 NK 细胞　C. 活化的 Th2 细胞
   D. 中性粒细胞　　　E. 嗜酸性粒细胞

8. 特异性杀伤靶细胞的细胞
   A. NK 细胞　　　B. Mφ细胞　　　C. Tc 细胞
   D. LAK 细胞　　E. 中性粒细胞

9. 免疫应答过程不包括
   A. B 细胞在骨髓内的分化成熟
   B. B 细胞对抗原的特异性识别
   C. 巨噬细胞对抗原的处理和提呈
   D. T、B 细胞的活化、增殖、分化
   E. 效应细胞产生效应分子

10. TD 抗原引起免疫应答的特点
    A. 产生免疫应答的细胞为 B1 细胞
    B. 只引起体液免疫应答
    C. 可直接诱导 T、B 细胞产生免疫应答
    D. 只引起细胞免疫应答
    E. 可形成记忆细胞

11. Tc 杀伤靶细胞的特点
    A. 无需细胞直接接触　B. 作用无特异性　C. 不需细胞因子参与
    D. 不需要抗原刺激　　E. 释放穿孔素、颗粒酶和表达 FasL

12. 下列哪项不属于巨噬细胞的作用
    A. 释放 IL-1　　　B. 释放 IL-2　　　C. 摄取抗原
    D. 加工处理抗原　　E. 辅助 T 淋巴细胞活化

13. 具有免疫记忆的细胞是
    A. 巨噬细胞　　　B. 中性粒细胞　　　C. 淋巴细胞
    D. 肥大细胞　　　E. NK 细胞

14. T_{DTH} 介导的细胞免疫哪项是错误的
    A. 主要是巨噬细胞和 T 细胞参与
    B. 局部可出现组织损伤
    C. 以单个核细胞浸润为主的炎症

D. 伴有免疫复合物的沉积

E. 炎症反应出现较迟

15. T 细胞介导的免疫应答不需要

A. 巨噬细胞的参与　　B. Tc 细胞的参与　　C. T_H 细胞的参与

D. T_{DTH} 细胞的参与　　E. NK 细胞的参与

B 型题

A. IgA　　B. IgM　　C. IgD

D. IgG　　E. IgE

16. 初次应答产生的抗体主要是

17. 再次应答产生的抗体主要是

A. CD3　　B. CD4　　C. CD8

D. CD5　　E. CD40L

18. 所有 T 细胞共有的抗原

19. Th 细胞特有的分化抗原

20. 与 MHC－Ⅰ类分子结合的 Tc 细胞分化抗原

21. 提供 B 细胞活化第二信号的分子

A. 巨噬细胞、B 淋巴细胞　　　　　　B. B 淋巴细胞、T 淋巴细胞

C. NK 细胞、巨噬细胞　　　　　　　D. NK 细胞、T 淋巴细胞

E. 巨噬细胞、T 淋巴细胞

22. 在免疫应答中可形成记忆细胞

23. 可介导 ADCC

24. 能非特异性杀伤靶细胞

25. 参与迟发型超敏反应

（四）简答题

1. 叙述适应性免疫应答的基本过程。

2. 叙述抗体产生的初次应答和再次应答的特点和意义。

3. 叙述研究免疫耐受的意义。

四、习题参考答案

（一）名词解释

1. 指机体受抗原刺激后，免疫细胞对抗原分子的识别、活化、增殖、分化，产生免疫物质发挥特异性免疫效应的过程。

2. 免疫活性细胞接触抗原后所表现的特异性无应答状态，对其他抗原仍能产生免疫应答。

3. 能诱导免疫耐受的抗原。

（二）填空题

1. $CD8^+T$（Tc）细胞　　$CD4^+Th1$（T_{DTH}）细胞

2. 抗感染　抗肿瘤　免疫损伤

3. 长 低 短 IgM 短 高 长 IgG
4. T Tc Th1（T_{DTH}）
5. 抗原提呈和识别 活化、增殖和分化 效应
6. APC T B
7. SmIg 完全相同
8. 体液免疫应答 细胞免疫应答
9. 淋巴结 脾脏
10. $CD4^+$Th1（T_{DTH}） $CD8^+$Tc
11. NK 细胞
12. Tc 细胞
13. 特异性 MHC-Ⅰ类限制性 连续杀伤

（三）选择题

1. A 2. A 3. C 4. C 5. B 6. C 7. A 8. C 9. A 10. E 11. E 12. B 13. C
14. D 15. E 16. B 17. D 18. A 19. B 20. C 21. E 22. B 23. C 24. C 25. E

（四）简答题

1. 适应性免疫应答的过程可分为3个阶段。①抗原提呈和识别阶段：抗原提呈细胞（APC）对抗原的摄取、加工处理和提呈，以及抗原特异性淋巴细胞（T细胞/B细胞）识别抗原的阶段。②活化、增殖、分化阶段：抗原特异性T、B淋巴细胞接受相应抗原刺激后，活化、增殖，分化为效应T细胞和浆细胞的阶段。其中，有一部分淋巴细胞中途停止分化，称为长寿命的记忆细胞。③效应阶段：浆细胞分泌抗体和效应T细胞释放细胞因子、细胞毒性介质等，并在固有免疫细胞和分子参与下对异己细胞或分子进行排斥和清除的阶段。

2. 初次应答：当抗原初次进入机体后，需经一定的潜伏期，潜伏期长，先产生IgM，后产生IgG，初次应答所产生的抗体量一般不多，持续时间也较短，抗体亲和力低；再次应答：当第2次接受相同抗原时，潜伏期短，主要为IgG，抗体量迅速增加，在体内留存时间也久，抗体亲和力高。

意义：了解这些规律，在医疗实践中有重要意义。预防接种时2次或2次以上的接种比只接种1次的免疫效果好；在诊断传染病时，常在疾病早期及相隔一定时间后，比较两次血清中抗体量变化，若第2次抗体量比第1次抗体量升高或升高4倍时，则具有诊断或确诊意义，IgM也作为早期感染的诊断依据。

3. 免疫耐受是机体针对某种抗原刺激所产生的特异性无应答状态。认识免疫耐受有两个方面的意义：在理论上有助于认识免疫系统如何识别"自己"和"非己"维持免疫自稳；在实践上诱导和维持免疫耐受以防治超敏反应、自身免疫病和移植排斥反应；通过解除免疫耐受而有利于对病原体的清除及肿瘤的控制。

五、案例分析

患者，男，21岁。高热2天，左侧腹股沟疼痛，行走不便2天。患者6天前郊外旅游不慎左足被刺伤，未做任何处理。3天后伤口轻度肿痛，第4天开始高热39℃，左侧腹股沟疼痛，行走不便，未做任何处理。查体：体温39.5℃，脉搏140次/分，呼吸35次/分，左足底伤口及左侧腹股沟皮肤红肿，腹股沟淋巴结肿大、边缘清楚、有触痛，其余浅表淋

巴结无肿大。实验室检查：白细胞 11×10^9/L，血细胞分类：中性粒细胞 0.80，淋巴细胞 0.16，单核细胞 0.04。临床诊断：左足底外伤感染并发左侧腹股沟淋巴结炎。

问题　从免疫学角度分析，患者左侧足底刺伤，局部感染，为什么左侧腹股沟淋巴结肿大、疼痛，并出现高热？

> **案例解析**
>
> 患者左足底外伤感染并发左侧腹股沟淋巴结炎。细菌通过足底伤口，突破机体皮肤屏障，侵入机体，诱发机体出现免疫应答，细菌通过淋巴管，引起局部淋巴结炎症，淋巴细胞反应性增生引起局部淋巴结肿大。细菌代谢产物及免疫分子刺激机体体温调节中枢引起发热。

（孙凤娥）

第七章 超敏反应

一、目标要求

1. 能叙述超敏反应的概念、分型。
2. 熟知Ⅰ型超敏反应发生机制、临床常见疾病及防治原则。
3. 知道Ⅱ、Ⅲ、Ⅳ型超敏反应发生机制及临床常见疾病。
4. 说出各型超敏反应之间的联系与区别。

二、知识要点

1. Ⅰ型
   - 参与反应的物质：
     - 变应原：花粉、真菌孢子、牛奶、鱼虾、青霉素等
     - 抗体：IgE 抗体
     - 细胞：主要为肥大细胞和嗜碱性粒细胞
     - 生物活性介质：组胺、激肽原酶、白三烯等
   - 发生过程：
     - 致敏阶段：IgE 产生并与肥大细胞、嗜碱性粒细胞结合
     - 发敏阶段：细胞脱颗粒，释放、合成生物活性介质
     - 效应阶段：生物活性介质引起临床表现
   - 临床常见病：过敏性休克、呼吸道过敏反应、消化道过敏反应、皮肤过敏反应
   - 防治原则：查找变应原、特异性脱敏和减敏治疗、药物治疗

2. Ⅱ型
   - 发生机制：激活补体、激活吞噬细胞、激活 NK 细胞 导致细胞溶解
   - 临床常见病：输血反应、新生儿溶血症、免疫性血细胞减少症、抗基底膜型肾小球肾炎和风湿性心肌炎、肺肾综合征、甲状腺功能亢进

3. Ⅲ型
   - 发生机制：
     - 中等大小免疫复合物的形成和沉积
     - 中等大小 IC 的致病作用：激活补体、血小板活化、炎性介质的作用
   - 临床常见病：
     - 局部免疫复合物病：Arthus 反应、人类局部免疫复合物病
     - 全身免疫复合物病：血清病、感染后肾小球肾炎、类风湿关节炎、系统性红斑狼疮

4. Ⅳ型
   - 发生机制：
     - 抗原经 APC 加工处理后提呈给 Tc 和 Th 细胞，二者活化增殖分化成效应 Tc 和 Th
     - 效应 Tc 直接杀伤靶细胞；效应 Th 释放细胞因子
   - 临床常见病：
     - 传染性超敏反应
     - 接触性皮炎
     - 移植排斥反应

三、习题

（一）名词解释

1. 超敏反应 2. 新生儿溶血症

（二）填空题

1. 表面具有 IgE Fc 受体的细胞有_____和_____。
2. 超敏反应是一种引起机体_____或_____的免疫应答。
3. 青霉素的降解产物属一种_____，与人体组织蛋白结合可获得_____性。
4. 在注射_____时，如果遇到皮肤反应阳性者，可采取小剂量、短间隔、连续多次注射后再足量注射的方法，称为_____治疗。
5. Ⅱ型超敏反应又称为_____或_____超敏反应。
6. 补体不参与_____型和_____型超敏反应。
7. 抗 ABO 血型物质的天然抗体属于_____，抗 Rh 血型物质的抗体属于_____类 Ig。

（三）选择题

A 型题

1. 不能引起Ⅰ型超敏反应的抗原是
   A. 花粉   B. 螨   C. 同种异型抗原
   D. 真菌   E. 青霉素

2. 当患者需要注射抗毒素，而又对其过敏时，可采取的治疗措施是
   A. 脱敏注射
   B. 减敏疗法
   C. 先小量注射类毒素，再大量注射抗毒素
   D. 同时注射类毒素和足量抗毒素
   E. 先服用抗过敏药物，再注射抗毒素

3. 属于Ⅰ型超敏反应的疾病是
   A. 类风湿关节炎   B. 新生儿溶血症   C. 系统性红斑狼疮
   D. 过敏性休克   E. 传染性变态反应

4. 不属于Ⅲ型超敏反应的疾病是
   A. 类风湿关节炎   B. 血小板减少性紫癜   C. 血清病
   D. 全身性红斑狼疮   E. 免疫复合物性肾小球肾炎

5. 属于Ⅱ型超敏反应的疾病是
   A. Arthus 反应   B. Graves 病   C. 花粉症
   D. 接触性皮炎   E. 血清病

6. 属于Ⅳ型超敏反应的疾病是
   A. 新生儿溶血症   B. 支气管哮喘   C. 血清病
   D. 青霉素过敏性休克 E. 接触性皮炎

7. 能使支气管平滑肌发生持久而强烈收缩的物质是
   A. 激肽原酶   B. 前列腺素   C. 白三烯

D. 血小板活化因子　　　E. 组织胺

8. 在Ⅰ型超敏反应中发挥重要作用的抗体类型是

   A. IgG　　　　　　　B. IgA　　　　　　　C. IgM

   D. IgE　　　　　　　E. IgD

9. 抗体参与的超敏反应包括

   A. Ⅰ型超敏反应　　　B. Ⅰ、Ⅱ型超敏反应　　　C. Ⅰ、Ⅱ、Ⅲ型超敏反应

   D. Ⅳ型超敏反应　　　E. Ⅰ、Ⅳ型超敏反应

10. 新生儿溶血症可能发生于

    A. Rh^+母亲首次妊娠，胎儿血型为Rh^+

    B. Rh^+母亲再次妊娠，胎儿血型为Rh^+

    C. Rh^-母亲再次妊娠，胎儿血型为Rh^+

    D. Rh^-母亲再次妊娠，胎儿血型为Rh^-

    E. Rh^-母亲首次妊娠，胎儿血型为Rh^-

11. 脱敏注射可以用于

    A. 对异种血清过敏，又必须使用的个体

    B. 血清病患者

    C. 对某种食物过敏患者

    D. 支气管哮喘患者

    E. 青霉素皮试阳性者

B 型题

   A. 组胺　　　　　　　B. 白三烯（LT）　　　C. 前列腺素

   D. 激肽　　　　　　　E. 内啡肽

12. 贮存在嗜碱性粒细胞颗粒内的介质

13. 引起支气管持续痉挛的主要介质

    A. 自身免疫性溶血性贫血　　　　　　B. 过敏性鼻炎

    C. 全身性红斑狼疮　　　　　　　　　D. 支原体肺炎

    E. 接触性皮炎

14. 属于Ⅰ型超敏反应性疾病

15. 属于Ⅱ型超敏反应性疾病

16. 属于Ⅲ型超敏反应性疾病

17. 属于Ⅳ型超敏反应性疾病

（四）简答题

1. 简述Ⅰ型超敏反应的发生机制与防治原则。

2. 简述Ⅲ型超敏反应的发生机制。

四、习题参考答案

（一）名词解释

1. 超敏反应是指机体再次接触相同抗原刺激后，出现组织细胞损伤或生理功能紊乱的异常特异性免疫应答。

2. 新生儿溶血症主要由母子间 Rh 血型不合引起。因 Rh⁻ 母亲针对 Rh⁺ 的红细胞（如分娩、输血等）产生抗 Rh 抗原的 IgG 类抗体，该类抗体能够通过胎盘进入胎儿体内与胎儿 Rh⁺ 红细胞结合，发生 Ⅱ 型超敏反应导致胎儿红细胞破坏。

（二）填空题

1. 肥大细胞　嗜碱性粒细胞
2. 组织损伤　功能紊乱
3. 半抗原　免疫原
4. 抗毒素　脱敏
5. 细胞毒型　细胞溶解型
6. Ⅰ　Ⅳ
7. IgM　IgG

（三）选择题

1. C　2. A　3. D　4. B　5. B　6. E　7. C　8. D　9. C　10. C　11. A　12. A　13. B
14. B　15. A　16. C　17. E

（四）简答题

1. Ⅰ型超敏反应的发生机制与防治原则

（1）Ⅰ型超敏反应是由（变应原）特异性 IgE 介导的、通过肥大细胞和嗜碱性粒细胞产生和释放多种生物活性介质而引起的生理功能紊乱。①致敏阶段：具有过敏体质个体接触变应原后产生 IgE 类特异性抗体并与肥大细胞和嗜碱性粒细胞上 IgE Fc 段受体结合使机体处于致敏状态。②发敏阶段：当处于致敏状态的个体再次接触相应的变应原时，变应原与结合在肥大细胞和嗜碱性粒细胞上的特异性 IgE 结合，使肥大细胞和嗜碱性粒细胞发生脱颗粒和膜代谢改变，分泌多种生物活性介质。③效应阶段：生物活性介质导致机体功能紊乱，出现临床症状。

（2）Ⅰ型超敏反应的防治原则

①发现变应原并避免与其接触。②脱敏疗法：需要应用抗毒素时，若皮肤试验呈阳性反应，可采用在短时间内少量多次注射的方法，使变应原逐步与致敏靶细胞上的 IgE 结合，当细胞上的 IgE 全部被消耗即可达到暂时脱敏状态。这时，再注入大剂量的抗毒素血清，则不会发生超敏反应。③减敏疗法：对能够检出而难以避免接触的变应原，如花粉、尘螨等，可在明确变应原后，将变应原制成脱敏制剂，采用少量多次反复皮下注射的方式，达到减敏的目的。④药物治疗：抑制生物活性介质释放的药物如色甘酸二钠、水杨酸类药物、儿茶酚胺类药物；生物活性介质拮抗药如苯海拉明、扑尔敏、异丙嗪等；改善器官反应性的药物如肾上腺素、麻黄素等。

2. Ⅲ型超敏反应是指中等大小的免疫复合物沉积于局部或全身毛细血管基底膜通过激活补体并在中性粒细胞、嗜碱性粒细胞和血小板的参与下引起充血水肿和局部组织坏死。

（1）中等大小可溶性免疫复合物的形成　可溶性抗原和低亲和力抗体结合形成中等大小的可溶性免疫复合物不易被吞噬或通过肾小球滤过长期存在于血循环中。

（2）中等大小可溶性免疫复合物的沉积　①免疫复合物可促进血管活性胺类物质的产生和释放使毛细血管通透性增加。②局部解剖和血管动力学因素：沉积容易发生在血流丰富、血管迂回、血管内外压差较大之处，如肾小球和关节滑膜。

（3）免疫复合物沉积导致组织损伤　通过以下机制引起组织损伤：①免疫复合物激活补体，产生具有趋化作用的C3a、C5a，吸引中性粒细胞向免疫复合物沉积的部位聚集。中性粒细胞在吞噬免疫复合物的同时，释放许多溶酶体酶，造成沉积部位血管炎症及周围组织损伤。②免疫复合物激活补体，产生具有过敏毒素作用的C3a、C5a，促使肥大细胞、嗜碱性粒细胞释放生物活性介质，引起局部组织充血、水肿。③抗原抗体反应促使血小板在局部组织聚集，活化内源性凝血系统，形成微血栓，导致局部组织缺血、水肿、出血和坏死。

五、案例分析

案例7-1

患者，男，47岁。因清扫自家阳台时无意间触碰了蜂巢，右臂被蜇伤1处，继而出现周身皮肤瘙痒，烦躁不安，大汗淋漓，胸闷不适，头晕呕吐，而后意识不清，被紧急送往医院。10分钟后进入抢救室。家属诉其1年前曾被蜂蜇伤过，当时无症状未做处理。查体：神志浅昏迷，脸色苍白，四肢湿冷，体温35.3℃，心律不齐，呼吸浅促26次/分，血压降至70/42mmHg，进入休克状态。立即使其平卧、保持呼吸道畅通、给予吸氧。迅速将受蜇的局部用0.005%肾上腺素4ml封闭注射，肌内注射0.1%肾上腺素0.4ml。同时，20mg地塞米松（dexamethasone）+10mg扑尔敏（氯苯那敏，chlorphenamine）溶于生理盐水注射液，静脉注射。半小时后，休克症状逐渐缓解。次日患者完全恢复正常。

问题　患者患了哪类疾病？致病机制是什么？

案例7-2

患儿为第2胎第2产，足月儿。产妇第1胎新生儿出生后有黄疸、惊厥，10天死亡，未查病因。其母本次孕期无并发症，孕40周，产程顺利。患儿生后无窒息，出生体重3.2kg。胎盘脐带、羊水均正常。患儿生后24小时出现黄疸，渐加重，转儿科治疗。查患儿及母亲血型均为A型，即予光疗，黄疸未再加重，但生后6天仍较明显。生后一直母乳喂养，大小便正常。查体：新生儿精神反应差，面色略苍白，轻度黄染，皮肤无出血点，两肺呼吸音清，心率138次/分，腹软，脐部少许分泌物。肝肋下2.5cm，脾肋下1cm，四肢肌张力正常，生理反射正常。入院后查总胆红素为256 μmol/L，红细胞4.67×10^{12}/L，红细胞形态正常。查母亲为Rh血型阴性，婴儿为Rh血型阳性。诊断：新生儿母子Rh血型不合溶血病。

问题　运用免疫学知识分析患者出现溶血的原因。

案例7-3

患者，男，34岁。因腰部扭伤疼痛，2周前贴伤湿止痛膏，1周前开始局部有痒感，以后痒感加重。4天前去掉伤湿止痛膏，发现局部有红肿，表面有密集针尖大小丘疹。查体：患者左侧腰部靠近脊柱处皮肤红肿，大小约6 cm×10 cm，边缘较规则，与正常皮肤分界明显，且有较密集的小丘疹，全身其他部位无类似现象。诊断：接触性皮炎。

问题　运用免疫学知识分析患者出现皮疹的原因。

案例解析

案例 7-1

患者一年前曾经受到过蜂蜇,不过当时未感觉到不适。此次为再次接受蜂毒,可能属于速发型超敏反应中的过敏性休克,变应原为蜂毒。患者再次接触相同抗原刺激后,发生快速的生理功能紊乱引起相应症状,可用蜂毒抗原检测其血清中的抗蜂毒特异性IgE,予以诊断。查血清总IgE,结果示患者血清总IgE含量为300 IU/ml(正常值为≤80 IU/ml)。

案例 7-2

如果孕妇血型为Rh^-,且该孕妇体内含有后天产生的IgG型抗Rh抗体(可能是第一胎分娩时胎儿Rh^+红细胞进入母体,刺激母体而产生;或者由于输入Rh^+血而产生),当该孕妇所怀胎儿为Rh^+时,母体内IgG型抗Rh抗体可通过胎盘进入胎儿体内,与胎儿Rh^+红细胞结合,激活补体,导致新生儿红细胞破坏,引起新生儿溶血病。

案例 7-3

患者身上出现较密集皮疹,大小为6 cm×10 cm,与所贴膏药大小一致,且边缘清晰,皮疹与周围正常组织界限明显,是由于所贴膏药中某些成分刺激患者免疫系统,效应T细胞释放多种细胞因子,引起炎症反应,属于Ⅳ型超敏反应。

(刘玉霞)

第八章 免疫缺陷病和自身免疫病

一、目标要求

1. 能叙述免疫缺陷病和自身免疫病的概念和分类。
2. 知道原发性免疫缺陷病的代表性疾病、自身免疫病的免疫损伤机制与典型疾病。
3. 能说出免疫缺陷病和自身免疫病的发病机制和治疗原则。

二、知识要点

1. 免疫缺陷病
   - 共同特点
     - 易感染：感染反复发作，为致死的主要原因
     - 易发生恶性肿瘤
     - 易发生自身免疫病：类风湿关节炎等
     - 临床表现复杂多样
   - 原发性免疫缺陷病：B、T细胞免疫缺陷病，联合免疫缺陷病，吞噬细胞功能缺陷病，补体缺陷
   - 继发性免疫缺陷病
     - 获得性免疫缺陷综合征
     - 继发于其他疾病的免疫缺陷病
   - 治疗
     - 骨髓移植：干细胞移植，使受损的免疫重建
     - 基因治疗：将正常基因导入患者淋巴细胞或干细胞输入免疫球蛋白或免疫细胞
     - 抗感染：抗感染和预防感染是重要的治疗手段

2. 自身免疫病
   - 基本特征
     (1) 患者血液中可测得高效价自身抗体和（或）与自身组织成分起反应的致敏淋巴细胞
     (2) 自身抗体和（或）自身致敏淋巴细胞作用于靶抗原所在组织、细胞，造成相应组织器官的病理性损伤和功能障碍
     (3) 能通过患者的血清或淋巴细胞使疾病被动转移
     (4) 病情转归与自身免疫反应强度密切相关
     (5) 除一些病因明了的继发性自身免疫性疾病可随原发疾病的治愈而消退外，多数原因不明的自身免疫病常呈反复发作和慢性迁延
   - 分类：其一是按疾病累及的系统区分；其二是按器官特异性分类
   - 发病机制：由自身免疫应答的产物包括自身抗体和（或）自身致敏淋巴细胞引起的，造成病理损伤的机制与各型超敏反应相同
   - 治疗原则：通常针对疾病的病理变化和组织损伤所致的后果进行治疗，也可通过调节免疫应答的各个环节阻断疾病进程来达到治疗的目的

三、习题

(一) 名词解释

1. 免疫缺陷病　2. 自身免疫病　3. 自身耐受

(二) 填空题

1. 免疫缺陷病是免疫系统中任何一个成分的缺失或功能不全而导致免疫功能障碍所引起的疾病，其涉及_____、_____或_____。

2. 免疫缺陷病根据累及的免疫成分不同，可分为_____、_____、_____、_____和_____。

3. 获得性免疫缺陷综合征是由_____感染引起的。

4. AIDS 的传染源是_____和_____。

5. AIDS 的主要传播方式有 3 种：_____、_____和_____。

6. 引起继发性免疫缺陷最常见的原因_____、_____、_____、_____。

7. AIDS 的临床特点有_____、_____和_____。

8. _____是指机体免疫系统对自身成分发生免疫应答的现象。如果这种免疫应答对自身组织造成_____并出现_____，引起临床症状时，称为_____。

9. _____与人心肌间质、心肌和肾基底膜等有共同抗原成分。

10. 大肠埃希菌 O14 型脂多糖与人结肠黏膜有共同抗原，所以与_____有关。

11. 甲状腺球蛋白、精子、神经髓鞘磷脂碱性蛋白和眼晶体蛋白都属于_____。

(三) 选择题

A 型题

1. 选择性免疫球蛋白缺陷不包括
   A. 选择性 IgA 缺陷
   B. 选择性 IgM 缺陷
   C. 选择性 IgE 缺陷
   D. 选择性 IgG 亚类缺陷
   E. IgM 升高的 IgG 和 IgA 缺陷

2. 属于 T 细胞缺陷性疾病的是
   A. 共济失调 – 毛细血管扩张症
   B. 慢性肉芽肿病
   C. DiGeoge 综合征
   D. 性联低丙种球蛋白血症
   E. 白细胞黏附缺陷

3. 属于吞噬细胞缺陷的免疫缺陷性疾病为
   A. Wiskott – Aldrich 综合征
   B. 慢性肉芽肿病
   C. 先天性胸腺发育不良
   D. 共济失调 – 毛细血管扩张症
   E. 性联低丙种球蛋白血症

4. DiGeorge 综合征是指
   A. 先天胸腺发育不全　　B. C3 缺乏　　C. C1INH 缺乏
   D. 慢性肉牙肿　　E. 选择性 IgA 缺乏症

5. 下列哪些因素可改变自身组织和细胞的免疫原性
   A. 外伤、感染、电离辐射、药物
   B. 外伤、异体组织移植

C. 外科手术、免疫接种、药物

D. 外伤、肿瘤、免疫接种

E. 肿瘤、免疫接种、感染

6. A 群乙型溶血性链球菌感染后引起肾炎是由于

   A. 链球菌与肾小球基膜有共同的抗原

   B. 促进隐蔽抗原的释放

   C. 由于免疫功能缺陷引起

   D. 自身抗原的改变

   E. 免疫调节功能异常

7. 超抗原引起自身免疫病的机制是

   A. 隐蔽抗原的释放

   B. 自身抗原的改变

   C. 交叉抗原的存在

   D. 多克隆激活自身反应性 T、B 淋巴细胞

   E. 分子模拟

8. 机体产生抗核抗体多见于

   A. 多发性骨髓瘤　　B. 系统性红斑狼疮　　C. 自身免疫性溶血性贫血

   D. 甲状腺肿大　　　E. 重症肌无力

9. 重症肌无力的自身抗原是

   A. 平滑肌　　　　　B. 乙酰胆碱受体　　　C. 胰岛素受体

   D. 细胞核　　　　　E. 血小板

10. 自身免疫是指

    A. 机体免疫系统对自身抗原不应答

    B. 机体对自身组织成分产生自身抗体和自身免疫效应淋巴细胞的现象

    C. 机体对自身抗原产生免疫应答，导致组织损伤并引起临床症状

    D. 对机体有害的免疫应答

    E. 对"非己"和自身抗原产生免疫应答

11. EB 病毒感染后，患者体内出现多种自身抗体是由于

    A. EB 病毒为多克隆激活剂，多克隆激活 B 淋巴细胞

    B. Th 细胞旁路激活淋巴细胞

    C. 独特型旁路激活自身反应性 T 淋巴细胞

    D. 与正常组织发生交叉反应

    E. 病毒 DNA 与宿主 DNA 整合使自身组织改变

12. 属于自身免疫病的是

    A. 艾滋病　　　　　B. 白血病　　　　　　C. 多发性骨髓瘤

    D. 流行性乙型脑炎　E. 胰岛素依赖性糖尿病

13. 自身免疫病是由于下列哪项免疫功能损害所致

    A. 抗原呈递　　　　B. 免疫防御　　　　　C. 免疫监视

    D. 免疫自稳　　　　E. 以上都不是

B 型题

A. 红细胞   B. 变性 IgG   C. 细胞核成分
D. 胃壁细胞   E. 促甲状腺激素（TSH）受体

14. SLE 的自身抗原是
15. 恶性贫血的自身抗原是
16. 类风湿关节炎的自身抗原是
17. 自身免疫性溶血性贫血的自身抗原是
18. Graves 病的自身抗原是

（四）简答题

试述免疫缺陷病的类型及其共同特点。

四、习题参考答案

（一）名词解释

1. 免疫系统中任何一个成分的缺失或功能不全而导致免疫功能障碍所引起的疾病。
2. 因机体免疫系统对自身成分发生免疫应答而导致的组织损伤或功能紊乱，属于病理性免疫应答。
3. 指机体免疫系统针对自身组织成分不发生免疫损伤的现象。其发生涉及中枢耐受和外周耐受的多种机制。

（二）填空题

1. 免疫细胞　免疫分子　信号转导的缺陷
2. 体液免疫缺陷　细胞免疫缺陷　联合免疫缺陷　吞噬细胞缺陷　补体缺陷
3. 人免疫缺陷病毒
4. HIV 的无症状携带者　AIDS 患者
5. 性传播途径　血液传播途径　垂直传播途径
6. 营养不良　感染　药物　肿瘤
7. 机会感染　恶性肿瘤　神经系统症状
8. 自身免疫　病理损伤　功能障碍　自身免疫病
9. A 族溶血性链球菌
10. 溃疡性结肠炎
11. 隐蔽抗原

（三）选择题

1. C 2. C 3. B 4. A 5. A 6. A 7. D 8. B 9. B 10. B 11. A 12. E 13. D
14. C 15. D 16. B 17. A 18. E

（四）简答题

根据免疫缺陷发生的原因可分为原发性和继发性免疫缺陷病。根据免疫系统中累及的成分不同可分为体液免疫缺陷、细胞免疫缺陷、联合免疫缺陷、吞噬细胞缺陷和补体缺陷。

共同特点是：①对各种感染的易感性增高并容易发生机会性感染，感染性质与免疫缺陷的成分有关。如细胞免疫缺陷易发生病毒、真菌和胞内寄生菌的感染，而体液免疫缺陷和非特异性免疫成分缺陷时易发生化脓性细菌感染。②恶性肿瘤的发生率增高，尤其是 T

细胞缺陷时，主要是淋巴系统的恶性肿瘤。③容易发生自身免疫病。

五、案例分析

患者，男性，32岁。半年前出现无明显诱因的持续周期性低热（38℃左右），伴全身不适、乏力、厌食和口腔溃疡反复发作，排稀便，2～3次/天，无脓血，无腹痛、恶心、呕吐，逐渐消瘦，不咳嗽。病初曾到医院就诊，胸片检查及化验血、尿、粪便常规均未见异常，持续对症治疗未见好转。半年来体重下降约8kg，睡眠尚可。自述间断注射海洛因3年，无肝肾疾病及结核病史，无药物过敏史。查体：体温37.5℃，脉搏84次/分，呼吸18次/分，血压120/80mmHg，皮肤未见皮疹和出血点，右颈部和左腋窝各触及一个2cm×2cm大小淋巴结，活动、无压痛。实验室检查：血红蛋白122g/L，白细胞3.5×10^9/L，中性粒细胞72%，淋巴细胞13%，单核细胞15%，血小板78×10^9/L；梅毒特异性抗体（TPHA）阴性，血清HIV（1+2）抗体（ELISA法-筛查实验）阳性待复查，血清HIV 1抗体（免疫印迹法-确证实验）阳性。

问题1 简述AIDS的发病机制？

问题2 从本案例中哪些指标可诊断出患者为HIV感染？需进一步做哪些实验室检查？

问题3 AIDS的传播途径有哪些？应该怎样做好预防工作？

> **案例解析**
>
> 问题1 AIDS是获得性免疫缺陷综合征的英文缩写。人类免疫缺陷病毒（HIV）是引起AIDS的病原体，属于逆转录病毒，是一种有包膜的球形RNA病毒，可分为HIV-1和HIV-2两型。AIDS的常见发病机制为：①HIV直接进入免疫细胞，选择性地侵犯$CD4^+$T淋巴细胞、$CD4^+$分子的单核-巨噬细胞、树突状细胞等，靶细胞细胞膜与病毒包膜融合，使HIV进入靶细胞发挥破坏作用；②HIV在靶细胞中增殖复制，通过HIV病毒直接杀伤靶细胞，感染细胞与未感染细胞融合，HIV诱导特异性CTL，HIV诱导免疫细胞凋亡，自身免疫机制等多种途径损伤免疫靶细胞。
>
> 问题2 此案例中血清抗HIV抗体检测阳性是诊断HIV患者的最佳指标，并且患者有明显的吸毒史，且伴随持续半年的低热，稀便，体重减轻，并有淋巴结肿大，可诊断为HIV感染者。需进一步做免疫功能检查，如$CD4^+$T细胞绝对值等。
>
> 问题3 AIDS的传染源是HIV感染者，其主要传播方式有：性接触传播，血液传播，母婴垂直传播及其他医源性感染等。艾滋病主要的预防措施包括：①广泛开展宣传教育；②控制并切断传播途径，如禁毒、控制不洁性行为、对血液及血制品进行严格检验和管理等；③加强个人防护和疫苗接种；④防止医院交叉感染。

（刘 颖）

第九章 免疫学临床应用

一、目标要求

1. 熟知人工主动免疫和人工被动免疫的概念、常用生物制品及实际意义。
2. 知道常用的免疫学检测技术及原理。
3. 说出常用的免疫治疗方法及其应用。

二、知识要点

1. 免疫学防治
   - 人工免疫的种类：自动免疫、被动免疫、过继免疫
   - 人工自动免疫
     - 灭活疫苗：将病原体用物理化学方法灭活而成的制剂
     - 减毒活疫苗：减毒或无毒的活病原微生物制成的制剂
     - 类毒素：细菌的外毒素经甲醛脱毒保留免疫原性
     - 新型疫苗：利用高科技研制出高效、安全、廉价的疫苗
   - 人工被动免疫
     - 抗毒素：将类毒素多次免疫动物后获得的抗体
     - 人免疫球蛋白制剂：人血浆丙种球蛋白和胎盘球蛋白
   - 过继免疫：给患者转输具有在体内继续扩增效应细胞的一种疗法
   - 免疫增强与抑制疗法：主要用于治疗感染、肿瘤、免疫缺陷等免疫功能低下的疾病
   - 计划免疫：据某些特定传染病的疫情监测和免疫状况分析，按照规定的免疫程序有计划地进行人群预防接种，提高人群免疫水平，达到控制、消灭相应传染病的目的而采取的重要措施

```
                              ┌ 抗原抗体反应的特点 ┬ 特异性
                              │                   ├ 可逆性
                              │                   └ 可见性
                              │                      ┌ 电解质：常用 NaCl
            ┌ 检测抗原或抗     ├ 抗原抗体反应的影响因素┤ 酸碱度：最适 pH6~8
            │ 体的体外试验     │                      └ 温度：最适温度 37℃
            │                 │                   ┌ 凝集反应：①直接凝集反应；
            │                 └ 抗原抗体反应类型   │           ②间接凝集反应
            │                                     └ 沉淀反应：①环状沉淀试验；
 2. 免疫学                                                    ②絮状沉淀试验；
    诊断                                                      ③琼脂扩散试验
            │                 ┌ 免疫细胞   ┌ T 细胞数量测定：单克隆抗体检测 T 细
            │                 │ 数量测定   │                 胞表面的 CD 抗原
            │ 免疫细胞及其    │            └ B 细胞数量测定：检测 mIg 了解成熟
            └ 功能的测定      ┤                              B 细胞的数量
                              │ 免疫细胞   ┌ T 细胞功能测定：淋巴细胞转化试验；
                              │ 功能测定   │                 细胞毒试验
                                           └ B 细胞功能测定：B 细胞增殖试验
```

三、习题

（一）名词解释

1. 凝集反应　2. 疫苗　3. 类毒素　4. 生物制品　5. 人工主动免疫

（二）填空题

1. 人工自动免疫给机体注射的物质是＿＿＿＿＿＿，人工被动免疫给机体注射的物质是＿＿＿＿＿＿。

2. 预防白喉时，应选用＿＿＿＿＿＿制剂，属于＿＿＿＿＿＿免疫。

3. 抗毒素用于＿＿＿＿＿＿所致疾病的＿＿＿＿＿＿和＿＿＿＿＿＿。

4. 一般活疫苗的优点是接种次数＿＿＿＿＿＿，用量＿＿＿＿＿＿，免疫效果＿＿＿＿＿＿，但缺点是不易＿＿＿＿＿＿。

5. 预防战伤发生破伤风可用＿＿＿＿＿＿进行人工自动免疫。

6. 凝集反应中抗原为＿＿＿＿＿＿，与相应＿＿＿＿＿＿结合时，在有适量＿＿＿＿＿＿的情况下，能形成肉眼可见的＿＿＿＿＿＿小块。

7. 免疫荧光技术中最常用的荧光素是＿＿＿＿＿＿和＿＿＿＿＿＿。

8. 酶免疫分析法中最常用的酶是＿＿＿＿＿＿和＿＿＿＿＿＿。

9. 机体接种卡介苗是＿＿＿＿＿＿免疫，注射破伤风抗毒素是＿＿＿＿＿＿免疫。

10. 免疫抑制药物主要用于＿＿＿＿＿＿、＿＿＿＿＿＿和＿＿＿＿＿＿的治疗。

11. 免疫增强药物可用于＿＿＿＿＿＿、＿＿＿＿＿＿和＿＿＿＿＿＿的治疗。

（三）选择题

A 型题

1. 不属于抗原抗体反应的是
   A. 酶联免疫吸附试验（ELISA）   B. 锡克试验
   C. 抗球蛋白试验   D. 放射免疫分析法（RIA）
   E. E 花环试验

2. 胶乳妊娠诊断试验属于
   A. 协同凝集反应   B. 反向间接凝集反应   C. 直接凝集反应
   D. 间接凝集反应   E. 间接凝集抑制反应

3. 抗原抗体反应最适宜的 pH 为
   A. 3~4.5   B. 4.5~5   C. 5~6
   D. 6~8   E. 8~9

4. 用于检测细胞免疫功能的皮肤试验是
   A. 青霉素皮试   B. 锡克试验   C. 结核菌素试验
   D. 破伤风抗毒素皮试   E. 白喉抗毒素皮试

5. 下列哪项属于人工主动免疫
   A. 接种卡介苗预防结核
   B. 注射免疫核糖核酸治疗恶性肿瘤
   C. 静脉注射 LAK 细胞治疗肿瘤
   D. 注射丙种球蛋白预防麻疹
   E. 骨髓移植治疗白血病

6. 隐性感染后获得的免疫属于
   A. 人工被动免疫   B. 人工自动免疫   C. 自然自动免疫
   D. 自然被动免疫   E. 过继免疫

7. 胎儿从母体获得 IgG 属于
   A. 人工被动免疫   B. 人工自动免疫   C. 自然自动免疫
   D. 自然被动免疫   E. 过继免疫

8. 下列情况属于自然被动免疫的是
   A. 天然血型抗体的产生
   B. 通过注射类毒素获得的免疫
   C. 通过注射抗毒素获得的免疫
   D. 通过隐性感染获得的免疫
   E. 通过胎盘、初乳获得的免疫

9. 下列哪项不是人工被动免疫的生物制品
   A. 抗毒素   B. 丙种球蛋白   C. 转移因子
   D. 胸腺素   E. 类毒素

10. 下列属于死疫苗的是
    A. 卡介苗   B. 伤寒菌苗   C. 脊髓灰质炎疫苗
    D. 麻疹疫苗   E. 布氏菌苗

11. 下列哪种不是免疫制剂
    A. 类毒素   B. 转移因子   C. 抗生素
    D. 抗毒素   E. 疫苗
12. 下列哪种反应抗原是颗粒性的
    A. 直接凝集反应   B. 环状沉淀反应   C. 补体结合试验
    D. 对流免疫电泳   E. 单克隆抗体技术
13. 胶乳凝集抑制试验阳性结果为
    A. 对照凝，试验凝   B. 对照凝，试验不凝   C. 对照不凝，试验凝
    D. 对照不凝，试验不凝   E. 以上均不是

B 型题

    A. Western Bloting   B. 细胞毒试验   C. 溶血空斑试验
    D. E 花环试验   E. PHA 淋巴细胞转化试验
14. 测 T 细胞数量
15. 测定抗体生成细胞数
16. 测定 NK 细胞杀伤活性

    A. 测定 Tc 细胞的功能   B. IgG 测定   C. SmIg 测定
    D. T 细胞亚群测定   E. 淋巴细胞转化试验
17. 细胞毒试验可用于
18. PHA 可用于
19. 免疫比浊法可用于

    A. 凝集反应   B. 沉淀反应   C. 补体结合反应
    D. 间接凝集试验   E. 间接凝集抑制试验
20. 肥达反应属于
21. 妊娠试验属于
22. 琼脂扩散试验属于

（四）简答题

1. 比较人工自动免疫和人工被动免疫的特点。
2. 叙述预防接种的注意事项。
3. 试述抗原抗体反应的影响因素。

四、习题参考答案

（一）名词解释

1. 颗粒性抗原（如细菌、细胞等）与相应的抗体结合后形成肉眼可见的凝集块。
2. 人工主动免疫使用的生物制剂具有与病原微生物相同或相似的免疫原性，输入机体之后使之产生特异性免疫。常规疫苗包括细菌性制剂、病毒性制剂及类毒素。
3. 细菌的外毒素经 0.3%～0.4% 甲醛处理后失去毒性保留其免疫原性的生物制品。
4. 是用于疾病的诊断、治疗和预防的各种微生物抗原、免疫血清、细胞制剂等的统称。
5. 人工主动免疫是指给机体接种疫苗、类毒素等抗原物质，刺激机体发生特异性免疫

应答，进而产生特异性免疫力的方法。

（二）填空题

1. 抗原　抗体
2. 白喉类毒素　人工自动
3. 外毒素　治疗　紧急预防
4. 少　小　好　保存
5. 破伤风类毒素
6. 颗粒性抗原　抗体　电解质　凝集
7. 异硫氰酸　罗丹明
8. 辣根过氧化物酶　碱性磷酸酶
9. 人工自动　人工被动
10. 抗移植排斥　超敏反应性疾病　自身免疫性疾病
11. 恶性肿瘤　免疫缺陷　胞内寄生菌感染

（三）选择题

1. E　2. E　3. D　4. C　5. A　6. C　7. D　8. E　9. E　10. B　11. C　12. A　13. B
14. D　15. C　16. B　17. A　18. E　19. B　20. A　21. E　22. B

（四）简答题

1. 人工自动免疫和人工被动免疫的区别见下表

区别点	自动免疫	被动免疫
注入物质	抗原制剂	抗体制剂或细胞因子
免疫力出现时间	慢（1~4周）	快（立即产生）
免疫力维持时间	长（数月至数年）	较短（2~3周）
用途	主要用于预防	主要用于紧急预防或治疗

2. 预防接种的注意事项

（1）接种剂量、次数和间隔时间　死疫苗接种量大、接种次数多，为2~3次，每次间隔7~8天；类毒素接种2次，因吸收缓慢每次间隔4~6周；活疫苗接种量少、接种次数少，一般只接种1次。在接种时一定要注意接种的对象、接种时间、接种方法严格按照疫苗的说明书进行接种。

（2）接种途径　死疫苗应皮下注射；活疫苗可皮内注射、皮上划痕或经自然感染途径接种，如脊髓灰质炎疫苗以口服为佳，麻疹、流感、腮腺炎疫苗雾化吸入为好。

（3）接种后反应　通常表现为局部红肿、疼痛、淋巴结肿大。有些人可出现发热、头痛、恶心等症状，一般无需处理数天后可恢复正常。

（4）禁忌证　①免疫功能缺陷特别是细胞免疫功能低下者；②高热、严重心血管疾病、肝肾病、活动性结核、活动性风湿热、急性传染病、甲亢、严重高血压、糖尿病及正在应用免疫抑制剂者；③妊娠期及月经期；④湿疹及其他严重皮肤病者不宜作皮肤划痕法接种。

3. 抗原抗体反应的影响因素

（1）电解质　抗原与抗体结合后要出现肉眼可见的反应必须有电解质参与。试验中常用0.85% NaCl溶液作为稀释液以提供适当浓度的电解质。在电解质存在时抗原-抗体复合物之间进一步联合出现肉眼可见的凝集现象。

（2）温度　在一定的范围内温度升高可增加抗原与抗体分子碰撞结合的机会，加速可见反应的出现，但超过56℃蛋白质则会变性，37℃通常是抗原抗体反应的最适温度。

（3）酸碱度　抗原抗体反应的最适 pH 为 6~8。pH 过高或过低都会影响抗原抗体分子的理化性质从而导致反应的不发生或出现非特异性凝集。

五、案例分析

患者，男性，60岁。3个月前被村内一条野狗咬伤后，只进行简单消毒未做其他处理。3个月后，患者出现发热、恐水、怕风、恐惧不安、咽肌痉挛和进行性瘫痪等症状，被诊断为狂犬病，不久死亡。3个月前同村女孩小红也被咬伤，被家人送往当地医院，进行彻底清洗消毒，并在伤口周围及底部注射抗狂犬病血清。医生给予小红于0天（第1天，当天）、3天、7天、14天、28天注射狂犬病疫苗，因小红使用了抗狂犬病血清，必须在疫苗注射的0天、3天各加注射1剂疫苗，即0天、3天各注射2剂，7天、14天、28天各注射1剂。

问题　抗狂犬病血清及狂犬病疫苗注射分别属于哪一种人工免疫方法？

案例解析

小红注射的抗狂犬病血清是一类被动免疫制剂，作用是在疫苗诱导产生必要数量的抗体之前，能立即提供中和抗体，直接提供被动免疫保护。由于病毒一旦与神经细胞结合或进入神经细胞，抗血清的特异性抗体就无法发挥中和作用，故抗狂犬病血清必须在人暴露于病毒后的24小时内使用，越早越好。小红注射狂犬病疫苗属主动免疫接种，目前国内常用的狂犬病疫苗是 Vero 细胞纯化疫苗，是一种死疫苗，目的是诱导机体自身产生免疫力。

（刘玉霞）

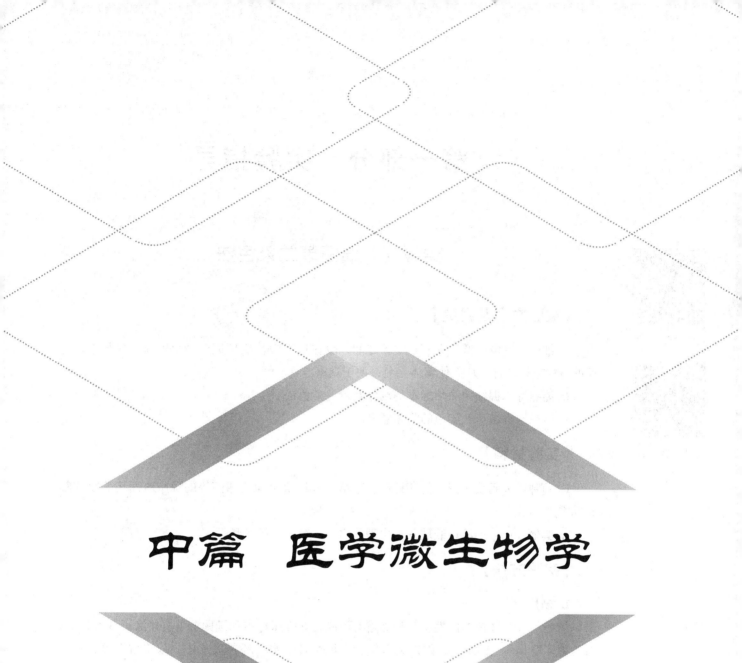

中篇 医学微生物学

第一部分 实验指导

实验九 细菌革兰染色法

【实验原理及目的】

1. 细菌的等电点低，在 pH 2~5 之间，故在近于中性的环境中带负电荷，易与带正电荷的碱性染料结合，从而使菌体着色，便于观察。
2. 能熟练掌握细菌涂片标本的制作及革兰染色法。
3. 能说出细菌革兰染色的临床意义。

【实验材料】

1. 菌种 大肠埃希菌、伤寒杆菌、枯草芽孢杆菌及葡萄球菌等的琼脂斜面培养物或临床标本。

2. 其他 革兰染液、载玻片、生理盐水、酒精灯、接种环等。

【实验方法】

1. 制片

（1）涂片 随标本的性质和种类略有不同，如临床标本和细菌液可直接涂于载玻片上；若为固体培养基上的细菌，则以无菌接种环取生理盐水一环置玻片中央或略偏右侧，然后从固体培养基上取菌落或菌苔少许，在盐水中磨匀，涂布成约 $1cm^2$ 大小的圆形薄膜。

（2）干燥 细菌涂片最好在室温下自然干燥，必要时可将膜面向上在火焰上方不烤手的高处微微烘烤，以助水分蒸发，切勿将菌体烤焦。

（3）固定 常用火焰加热固定，将已干燥的细菌涂片膜面向上，以钟摆速度通过火焰温度最高处 3 次。

2. 染色

（1）初染 滴加结晶紫 2~3 滴于涂膜上，染色 1 分钟后，用水慢慢冲洗。

（2）媒染 滴加碘液数滴，约 1 分钟后，用水慢慢冲洗。

（3）脱色 滴加 95% 乙醇数滴，轻轻摇动玻片数秒，使其均匀脱色，然后斜持玻片，使脱掉的染料随乙醇流去，再滴加乙醇，至流出的乙醇刚刚不出现紫色时为止，20~30 秒，立即用水将乙醇慢慢冲掉。

（4）复染 滴加释稀复红染色数滴，约 1 分钟后，用水慢慢冲洗。

【实验结果】

枯草芽孢杆菌、葡萄球菌等革兰阳性菌染成紫色；大肠埃希菌、伤寒杆菌等革兰阴性菌染成红色。

【注意事项】

1. 掌握好脱色环节，如涂片太厚或其他原因脱色不够，革兰阴性菌可出现革兰阳性菌染色；如脱色过度，则革兰阳性菌也会被淡染为革兰阴性菌染色。
2. 菌龄影响染色结果，如阳性菌培养时间过长或已死亡及自溶等都常呈阴性反应。

（朱凤林）

实验十 细菌形态结构观察

扫码"学一学"

【实验目的】

1. 学会显微镜油镜的使用及保护。
2. 认识细菌的基本形态及特殊结构。

【实验材料】

1. 细菌的基本形态玻片标本。
2. 细菌的特殊结构玻片标本。
3. 显微镜、香柏油、乙酸乙酯、擦镜纸等。

【实验方法】

1. 显微镜油镜的使用和保护

（1）先将低倍镜对准中央聚光器，以自然光为光源时用反光镜的平面，以灯光为光源时用反光镜的凹面。

（2）把集光器升到最高位置，把光圈完全打开，增强射入光线的强度。

（3）将标本玻片固定于载物台上，先用低倍镜调至视野最亮，并找到标本视野的适当位置，转换油镜头观察。

（4）在标本上滴1滴香柏油，然后眼睛从镜筒侧面看着，慢慢地将镜筒调至油镜头浸于油中，但勿接触玻片。眼睛移至接目镜，先用粗调节将油镜头缓慢的调离玻片至看见模糊物象，然后用细调节调到物象清晰。

（5）观察完毕，用擦镜纸将油镜头的油擦净，若油已干，可蘸少许乙酸乙酯擦拭，再用擦镜纸擦去乙酸乙酯，然后把镜头转离聚光器，使物镜头成"八"字开。降下聚光器，罩上镜套，放入箱内。

（6）显微镜要放在平稳干燥的地方，以免镜头发霉或损坏。

2. 细菌基本形态观察

（1）球菌 葡萄球菌、链球菌、肺炎球菌、脑膜炎球菌等玻片标本。
（2）杆菌 大肠埃希菌、变形杆菌、枯草芽孢杆菌等玻片标本。
（3）弧菌 霍乱弧菌等玻片标本。

3. 细菌特殊结构的观察

（1）鞭毛　变形杆菌、大肠埃希菌、铜绿假单胞菌等玻片标本。

（2）荚膜　肺炎双球菌等玻片标本。

（3）芽孢　破伤风杆菌、枯草芽孢杆菌、炭疽杆菌等玻片标本。

【注意事项】

1. 显微镜是贵重的精密仪器，使用时要十分爱惜，各部件不要随意拆卸。搬动时应一手托座，一手握镜臂，放于胸前，以免损坏。

2. 油镜头观察时，应特别注意不能压在标本上，更不能用力过猛，否则不仅压碎玻片，也会损坏镜头。

3. 观察细菌形态时应注意观察以下几点：形态、大小、排列方式、染色性。

4. 观察特殊结构时，注意观察鞭毛和菌体的颜色及鞭毛的位置与数目；荚膜与菌体的颜色及荚膜的厚度；芽孢的大小、形态及位置。

5. 观察标本时，两眼睁开，左眼看镜筒，右眼可配合绘图或记录。

（朱凤林）

扫码"学一学"

扫码"看一看"

实验十一　细菌的生理

一、基础培养基制备

【实验目的】

能说出培养基的制备过程及常用培养基的种类和用途。

【实验材料】

1. 营养物　牛肉膏、蛋白胨、NaCl、K_2HPO_4、蒸馏水。

2. 其他　水、NaOH 溶液（1mol/L 及 0.1mol/L）、量筒、称量纸、天平、中试管、三角烧瓶、无菌平皿、琼脂、pH 试纸、高压蒸汽灭菌器等。

【实验方法】

1. 液体培养基制备

（1）将牛肉膏 0.3g、蛋白胨 1g、NaCl 0.5g、K_2HPO_4 0.2g，加入装有 100ml 蒸馏水的三角烧瓶内，在沸水浴中加热使之完全溶解。

（2）冷至 40～45℃时，以 0.1mol/L NaOH 溶液矫正酸碱度到 pH7.6。

（3）pH 调整后，再煮沸 10 分钟，使培养基中部分蛋白质及磷酸盐等因加碱与再度加热的影响而重新凝固沉淀，滤纸过滤澄清，补足失水。重新测校 pH 一次，若变化较大应重新校正。

（4）根据需要分装于试管或三角烧瓶中。

（5）将已分装好的培养基置高压灭菌器内，灭菌15～20分钟（不耐高压的培养基则可采用流通蒸汽灭菌或间歇灭菌，对含有糖类的培养基可采用10磅15分钟灭菌）。

（6）**无菌试验**　将已灭菌的培养基，置无菌试管内，放在37℃孵箱中培养24小时，如无细菌生长，即可应用，可供一般细菌生长。

2. 固体琼脂培养基制备　配制方法基本同液体培养基。在液体培养基的基础上加入2%～3%的琼脂，加热溶化，过滤，分装于烧瓶中，高压蒸汽灭菌。注意以下几点。

（1）调整pH值时要趁热（高于45℃），防止琼脂凝固。

（2）高压灭菌15分钟后，趁热将试管斜置（斜面长度约为试管长度的2/3），冷凝后即为琼脂斜面培养基；或待琼脂培养基冷至50～60℃，以无菌操作倾入灭菌的无菌平皿中，迅速摇匀，放置成水平状态，冷凝后即为琼脂平板培养基。前者用于增殖或保存菌种，后者用于分离细菌。

3. 半固体琼脂培养基制备　取100ml液体培养基，加入0.3%～0.5%的琼脂，分装于烧瓶或试管中，高压灭菌后备用。主要用于观察细菌动力或保存菌种。

【注意事项】

琼脂的溶点为98℃，低于45℃则凝固成凝胶状态。故在制作培养基过程中要防止温度降低，琼脂凝固。

二、细菌的分离培养

扫码"看一看"

【实验目的】

1. 能熟练进行细菌的接种及无菌操作。
2. 观察细菌在各种培养基中的生长现象。
3. 认识菌落，并了解其在分离培养中的意义。

【实验材料】

1. 菌种　葡萄球菌和大肠埃希菌混合菌液、大肠埃希菌培养物、痢疾杆菌培养物、葡萄球菌培养物。

2. 培养基　琼脂平板培养基、琼脂斜面培养基、液体培养基、半固体培养基。

3. 其他　琼脂、接种环、酒精灯等。

【实验方法】

1. 平板划线分离培养法

（1）右手以持笔式握接种环，在火焰上烧灼灭菌。

（2）接种环冷却后，以无菌操作方法沾取葡萄球菌和大肠埃希菌混合液1环。

（3）左手持平板培养基平皿底，右手将沾到菌液的接种环在平板表面的边缘部分涂抹，烧灼接种环，冷却，自涂抹部分开始，连续在平板表面左右划线，第1区划线约占平板表面的1/4。

（4）再次烧灼接种环，待冷，将培养基转动80°左右进行第2区划线，第2区划线与第

2区划线开始相交2~3条线，以后可不相交。烧灼接种环后用相同方法进行第3区、第4区、第5区划线。

（5）接种完毕后，接种环经火焰灭菌，平板底部做好标记（姓名、日期、标本名称等），放置37℃恒温箱培养24小时观察结果。

2. 斜面培养基接种法

（1）取一菌种管（大肠埃希菌或葡萄球菌斜面培养物）与培养管置于左手食指、中指、无名指之间，拇指压住试管底部上方，使菌种管靠近火焰一侧，接种管位于外侧，斜面均向上。

（2）右手拇指和食指分别松动两管棉塞，火焰灭菌接种环。

（3）以右手小指与手掌，小指与无名指分别拔取两管棉塞（先外后内），将两管口迅速通过火焰灭菌。

（4）将灭菌接种环插入菌种管，从斜面上取菌苔少许，退出菌种管，迅速伸入待接种的培养管，在斜面上先由底部向上拉一条线，再从斜面底部向上轻轻曲折连续划线。若做细菌的生化反应试验，还须从斜面培养基的斜面中央向下刺入底层的3/4，再循原穿刺线退出。

（5）取出接种环，在火焰上灭菌管口，顺序塞上棉塞（先塞菌种管，后塞接种管），然后灭菌接种环；做好标记。置37℃恒温箱，培养18~24小时后观察结果。

3. 液体培养基接种法

（1）同斜面培养基接种法分别握持菌种管：大肠埃希菌、链球菌和枯草芽孢杆菌培养物与待接种的肉汤管。

（2）接种环烧灼灭菌，待冷却后，以接种针分别于大肠埃希菌、链球菌和枯草芽孢杆菌培养物上挑取少量菌苔，分别移到3支肉汤管内。在接近液面上方的管壁上轻轻研磨，并沾取少许肉汤调和，使细菌混合于肉汤中。

（3）按无菌要求处理接种环和试管口，注明标记，置37℃恒温箱，培养18~24小时后观察结果。

4. 半固体培养基接种法

（1）同斜面培养基接种法，握持菌种管及待接种管培养基。

（2）右手持接种针，烧灼灭菌，待冷却后，以接种针分别于大肠埃希菌、痢疾杆菌培养物上挑取菌苔，垂直刺入两支待接种管培养基的中心，然后循原路退出，置37℃恒温箱，培养18~24小时后观察结果。

【实验结果】

①固体培养基：观察平板表面生长的各种菌落，注意其大小、形状、边缘、透明度、颜色等特征。②半固体培养基：接种痢疾杆菌者，细菌只沿穿刺线生长，周围培养基澄清透明；接种大肠埃希菌者，细菌由穿刺线向四周扩散呈放射状或云雾状生长，此法可用来鉴别细菌的动力。③液体培养基：接种大肠埃希菌、链球菌和枯草芽孢杆菌的肉汤管，分别呈均匀浑浊、沉淀、菌膜三种生长现象。

【注意事项】

划线接种时，力量要适中，接种环与培养基面的夹角约45°为宜，切勿划破平板表面；

划线要密而不重复，充分利用平板表面，并严格无菌操作。

三、细菌代谢产物检查

（一）糖发酵试验

【实验原理】

各种细菌所含酶系统不同，所以分解糖（葡萄糖、乳糖）的能力及其代谢产物不同，通过指示剂（溴甲酚紫）颜色的改变，可用于鉴定细菌，特别是肠道致病菌与非致病菌。

【实验材料】

1. **菌种** 大肠埃希菌、伤寒沙门菌培养物。
2. **培养基** 葡萄糖、乳糖发酵管。
3. **其他** 接种针、酒精灯等。

【实验方法】

以无菌操作法，分别将大肠埃希菌和伤寒沙门菌接种到葡萄糖、乳糖发酵管各1支。置37℃恒温箱，培养18~24小时后观察结果。

【实验结果】

1. 大肠埃希菌既能分解葡萄糖，又能分解乳糖，产酸产气。产酸阳性，指示剂改变颜色（由紫变黄）；产气阳性，管中有气泡。
2. 伤寒沙门菌只分解葡萄糖，产酸不产气，而不分解乳糖，所以乳糖管除有细菌生长外，无颜色改变。

实验结果可记录如表11-1。

表11-1 大肠埃希菌与伤寒沙门菌糖分解的实验结果

菌名	葡萄糖	乳糖
大肠埃希菌	⊕	⊕
伤寒沙门菌	+	-

注：产酸产气⊕；产酸不产气+；不分解-。

【注意事项】

观察结果时，首先确定细菌是否生长，细菌生长则培养基浑浊；再确定细菌对糖类分解情况。

（二）吲哚试验（靛基质试验）

【实验原理】

大肠埃希菌、变形杆菌等因含色氨酸酶，能分解蛋白胨水中的色氨酸，产生靛基质

扫码"看一看"

扫码"看一看"

（吲哚），再与靛基质试剂（对二甲基氨基苯甲醛）作用后，形成红色化合物——玫瑰靛基质。可用于肠杆菌科细菌的鉴定。

【实验材料】

1. **菌种** 大肠埃希菌斜面培养物。
2. **培养基** 蛋白胨水培养基。
3. **其他** 靛基质试剂、接种针、酒精灯等。

【实验方法】

1. 取大肠埃希菌培养物，接种于蛋白胨水培养基中，置37℃恒温箱，培养18～24小时后取出。
2. 沿管壁缓慢加入靛基质试剂0.5ml于培养基表面，数分钟后观察结果。

【实验结果】

在两层液面间出现玫瑰红色为阳性，无红色出现为阴性。

（三）硫化氢试验

【实验原理】

某些细菌因含有胱氨酸酶能分解含硫氨基酸（胱氨酸、甲硫氨酸等）产生硫化氢，硫化氢遇醋酸铅或硫酸亚铁可形成黑色硫化铅或硫化亚铁。常用于肠道杆菌科菌属间的鉴别。

【实验材料】

1. **菌种** 乙型副伤寒沙门菌培养物、大肠埃希菌培养物。
2. **培养基** 醋酸铅培养基。
3. **其他** 接种针、酒精灯等。

【实验方法】

将乙型副伤寒沙门菌、大肠埃希菌用接种针分别接种于两支醋酸铅培养基中，置37℃恒温箱，培养18～24小时后观察结果。

【实验结果】

培养基变黑或黑褐色，表示产生了硫化氢，试验为阳性；培养基不变色者，表示无硫化氢生成，试验为阴性。

（田　毅）

实验十二　细菌的分布与消毒灭菌

一、皮肤消毒试验

【实验目的】

能说出消毒、灭菌及无菌操作的重要意义。

【实验原理】

乙醇可使菌体蛋白脱水凝固或与菌体蛋白、酶蛋白等结合而使之变性失活。2.5%的碘酒可使菌体酶蛋白中的巯氢基（-SH）改变，使酶失去活性，导致机能障碍而死亡。

【实验材料】

2%碘酒棉球、75%乙醇棉球、培养基、记号笔、镊子、酒精灯。

【实验方法】

1. 每两位同学取一个普通琼脂平板，用记号笔在平板底部划分为5格，注上1、2、3、4、5。
2. 两人用未消毒的手指在培养基上各涂1格；然后用2%碘酒和75%乙醇消毒手指后再各涂1格，留一格作对照。
3. 盖好平板，置37℃温箱中，培养18~24小时观察结果。

【实验结果】

2%碘酒和75%乙醇消毒手指后涂抹的培养基，基本无细菌生长；而未消毒手指涂抹的区域有细菌生长。

二、热力灭菌试验

【实验目的】

1. 能叙述高压蒸汽灭菌器的使用方法及注意事项。
2. 常用消毒灭菌器及滤菌器。

【实验原理】

灭菌是杀死所有微生物的方法，包括致病菌、非致病菌、芽孢。热力灭菌主要是利用高温使菌体变性或凝固，酶失去活性，从而使细菌死亡。包括干热灭菌和湿热灭菌。干热灭菌使菌体蛋白质变性及电解质浓缩，湿热灭菌使菌体蛋白质变性，核酸降解及损伤细菌的细胞膜。

【实验材料】

1. **菌种** 大肠埃希菌、枯草杆菌肉汤培养物。
2. **培养基** 肉汤培养基。
3. **其他** 水浴锅、酒精灯、接种环、恒温箱。

【实验方法】

1. **常用消毒灭菌器及滤菌器介绍** 高压蒸气灭菌器、煮沸消毒器、干烤箱、细菌过滤器。

2. **煮沸消毒试验**

（1）取4支肉汤管培养基，编号为1、2、3、4号。1、2号管接种大肠埃希菌，3号管接种枯草芽孢杆菌，4号管不接种细菌作对照。

（2）1、3号管放水浴锅中煮沸5~10分钟，然后将4支肉汤管置37℃恒温箱中培养18~24小时后观察结果。

【实验结果】

4号管和1号管无细菌生长，接种的大肠埃希菌因煮沸消毒被杀死。2号管和3号管有细菌生长，前者是因未经煮沸消毒，后者是因为芽孢的抵抗力强，经煮沸未被杀死。

【注意事项】

使用高压蒸汽灭菌器时，应认真阅读使用说明书，以免发生危险或影响消毒效果。

三、紫外线杀菌试验

扫码"看一看"

【实验目的】

能说出紫外线杀菌的方法、效果及注意事项。

【实验原理】

紫外线的波长在200~300nm时具有杀菌作用，其中以265~266nm杀菌力最强。其机制是使细菌DNA相邻的胸腺嘧啶形成二聚体，从而破坏DNA构型，干扰其正常复制，导致细菌死亡。但是紫外线穿透力弱，故只能用于实验室、病房或手术室内空气及物体表面的消毒灭菌。另外，杀菌波长的紫外线对人体皮肤、眼睛等有损伤作用，应注意防护。

【实验材料】

细菌培养物、琼脂平板、接种环、酒精灯、紫外线灯。

【实验方法】

取一个普通琼脂平板，用接种环密集划线接种葡萄球菌，用无菌镊夹一张长方形黑纸贴于平板中央，将平板置于紫外线灯下20~30cm处照射30分钟，除去黑纸（丢于消毒液中或烧掉),放 37℃恒温箱中培养 18~24 小时后观察结果。

【实验结果】

紫外线消毒灭菌后,黑纸片下的细菌仍然生长,其他部位基本无细菌生长。

【注意事项】

紫外线对皮肤和角膜有灼伤作用,不要在紫外线灯下工作。

四、细菌对抗菌药物的敏感性测定(纸片法)

【实验目的】

能说出细菌对抗生素药物敏感试验的方法和实际意义。

【实验原理】

含有定量抗菌药物的纸片贴在已接种测试菌的琼脂平板上,纸片所含的药物吸取琼脂中的水分溶解后便不断向纸片周围区域扩散,形成递减的梯度浓度。在纸片周围抑菌浓度范围内的细菌生长被抑制,形成透明的抑菌圈。

抑菌圈的大小反映测试菌对测定药物的敏感程度,并与该药对测试菌的最低抑制浓度(minimal inhibitory concentration,MIC)呈负相关,即抑菌圈愈大,MIC 愈小。

扫码"看一看"

【实验材料】

枯草芽孢梭菌培养物、琼脂平板、无菌镊、药敏片、接种环、酒精灯、记号笔。

扫码"看一看"

【实验方法】

1. 用接种环在菌种琼脂平板上挑取少许菌落,接种到琼脂平板上涂布(注意:涂布要均匀、致密)。

2. 用无菌镊子夹取各种抗生素纸片分别贴于涂有细菌的平板培养基表面(若抗生素纸片未印字,须于平板底面注上抗生素名称),置 37℃温箱,培养 18~24 小时。若细菌对某种抗生素敏感,则在该抗生素纸片周围有一圈无细菌生长的区域,称抑菌圈。通过测量抑菌圈的大小,可初步判断细菌对该药物的敏感度。抑菌圈解释标准及相应的最低抑菌浓度见表 12-1。

表 12-1 抑菌圈解释标准及相应的最低抑菌浓度

抗生素	纸片含量(μg/片)	抑菌圈直径解释标准(mm)		
		耐药	中介	敏感
青霉素	10	≤28	-	≥29
氨苄青霉素	20/10	≤13	14~17	≥18
先锋霉素	30	≤14	15~17	≥18
链霉素	10	≤11	12~14	≥15
庆大霉素	10	≤12	13~14	≥15

续表

抗生素	纸片含量（μg/片）	抑菌圈直径解释标准（mm）		
		耐药	中介	敏感
红霉素	15	≤13	14~22	≥23
卡那霉素	30	≤13	14~17	≥18
丁氨卡那	30	≤14	15~16	≥17
磺胺嘧啶	250	≤12	13~16	≥17
头孢菌素类	30	≤14	15~17	≥18
阿莫西林	20/10	≤13	14~17	≥18
环丙沙星	5	≤15	16~20	≥21
诺氟沙星	10	≤12	13~16	≥17
利福平	5	≤16	17~19	≥20
万古霉素	30	≤9	10~11	≥12

【实验结果】

通过测量抑菌圈的直径判断细菌对药物的敏感度，一般以敏感、中介、耐药3个等级报告结果，见上表。

【注意事项】

1. 测定细菌对抗菌药物的敏感性，培养基的厚度、硬度、细菌的接种量、纸片的含药量、培养时间等因素，都可影响抑菌圈大小，尤其是纸片的含药量是影响抑菌圈大小的主要因素，而纸片含药量与纸片的重量、吸水性、直径等有关，务使每张纸片所含的药物浓度相同，是保证实验效果的主要条件。

2. 各药敏片中心距离应大于24mm，药敏片距琼脂平板内缘应大于15mm。

（王 颖）

实验十三　病原性球菌的形态和检查

一、球菌的形态、染色性与培养物的观察

扫码"学一学"

【实验目的】

1. 能说出病原性球菌的形态、染色性。
2. 能说出病原性球菌的培养特性。

【实验内容】

1. 形态与染色性观察　葡萄球菌、链球菌、肺炎链球菌、脑膜炎奈瑟菌、淋病奈瑟菌革兰染色标本片，注意观察形态、排列、染色性，以及有无特殊结构。

2. 培养物的观察

（1）观察金黄色葡萄球菌和表皮葡萄球菌在普通平板和血平板上的生长情况，注意菌落特征、色素和溶血性。

（2）观察甲型和乙型溶血性链球菌在血平板上的生长情况，注意菌落特征及溶血现象。

（3）观察肺炎链球菌在血平板上的生长情况，注意菌落特征、溶血性，并与甲型链球菌相比较。

二、抗链球菌溶血素"O"试验

扫码"看一看"

【实验目的】

了解抗"O"试验的原理及其在临床中的意义。

【实验原理】

采用间接凝集法检测。向待测血清中加入适量的溶血素"O"包被胶乳（商品供应，已校正至 ASO 滴度为 200IU/ml），若待测血清中含有抗链球菌溶血素 O 抗体，且 >200IU/ml 时，即可出现肉眼可见的凝集颗粒。

【实验材料】

1. **标本** 待测血清。
2. **试剂** 抗链球菌溶血素"O"检测试剂盒。
3. **器材** 微量移液器、枪头。

【实验方法】

1. 在反应板指定位置上，分别加一滴待测血清（50μl）、阳性对照液和阴性对照液。

2. 在上述 3 孔中分别加一滴胶乳试剂（胶乳试剂使用前应轻轻混匀），轻轻摇动使其充分混匀，2 分钟观察结果。

【实验结果】

若无凝集颗粒出现，则 ASO < 200IU/ml，为阴性；若有凝集颗粒出现，则 ASO > 200IU/ml，为阳性。

【注意事项】

1. 胶乳试剂不能冰冻，使用前应将试剂混匀。
2. 加试剂和阳性对照、阴性对照时，保证液滴大小一致。
3. 每次测定都应作阳性对照、阴性对照。
4. 在指定时间内观察结果，超过规定时间出现凝集，不能列为阳性。

三、脓汁标本中病原性球菌的分离鉴定

【实验原理与目的】

组织或器官的化脓感染及创伤感染是脓汁标本的来源,脓汁标本中常见的病原菌分两类:①正常菌群所致内源性感染;②存在于自然界的细菌,由于外伤和直接接触侵入机体所致的外源性感染。本实验要求学生自行设计脓汁标本中病原性球菌的检查方案,从含葡萄球菌和链球菌的脓汁标本中分离鉴定细菌,并测定该菌对药物的敏感性,以初步系统地掌握化脓性球菌的检查程序和鉴定方法。

【实验材料】

1. **标本** 脓汁(含葡萄球菌或链球菌)。
2. **培养基** 血琼脂平板、普通琼脂平板、甘露醇发酵管。
3. **试剂** 革兰染液、人或兔血浆、3% H_2O_2、生理盐水。
4. **其他** 玻片、接种环、酒精灯、显微镜、含抗菌药物的干燥纸片等。

【实验方法】

1. **涂片检查** 用无菌技术取脓汁直接涂片,革兰染色,观察其形态、排列及染色性。
2. **分离培养** 用无菌技术取脓汁,分区划线于血平板上,置37℃培养18~24小时,根据菌落的特点及涂片染色情况,作出初步判断。
3. **鉴定试验** 根据培养特性和涂片染色镜检结果,进一步作生化反应及血清学试验。
4. **药物敏感试验** 测定细菌对药物的敏感性。

(朱凤林)

实验十四　肠道杆菌的形态和检查

一、肠道杆菌的形态、染色性与培养物的观察

【实验目的】

1. 能说出肠道杆菌的形态、染色性。
2. 能说出肠道杆菌的培养特性。

【实验方法】

1. **形态与染色性的观察** 大肠埃希菌、伤寒杆菌、痢疾杆菌革兰染色标本片,注意观察形态、染色性,以及有无特殊结构。
2. **培养物的观察** 观察大肠埃希菌、伤寒杆菌、痢疾杆菌在双糖铁培养基、半固体培养基、SS琼脂培养基和伊红美蓝(EMB)平板上菌落生长情况及硫化氢、靛基质的产生

扫码"看一看"

扫码"学一学"

情况。

二、肥达反应

【实验目的】

能说出肥达试验的方法、凝集效价的判定及临床意义。

【实验原理】

用已知的伤寒杆菌"O"、"H"菌液和甲、乙型副伤寒杆菌"H"菌液与患者血清作定量凝集试验，以检测患者血清中有无相应抗体存在，根据抗体含量多少及增长情况用于伤寒、副伤寒病的辅助诊断。

【实验材料】

1. 患者血清。

2. 诊断菌液 伤寒杆菌 O 抗原，伤寒杆菌 H 抗原，甲型副伤寒杆菌 H 抗原，乙型副伤寒杆菌 H 抗原。

3. 生理盐水、吸管、小试管等。

【实验方法】

取 6 支小试管，排成一列，共四列为一完整试验。分别标明每列管号和四种诊断菌液。按下表先向每管加生理盐水 0.5ml，再加 10 倍稀释患者血清 0.5ml 于第 1 管，做顺序的等倍稀释，最后向每排各管分别加入等量的 4 种诊断菌液，充分混匀，置 37℃ 水浴箱中 2~4 小时，再放室温 24 小时后观察结果。见表 14 - 1。

表 14 - 1　肥达反应的方法

试管	1	2	3	4	5	6
生理盐水（ml）	0.5	0.5	0.5	0.5	0.5	0.5
患者血清 10 ×（ml）	0.5↘	0.5↘	0.5↘	0.5↘	0.5↘	(0.5→弃去)
诊断菌液（ml）	0.5	0.5	0.5	0.5	0.5	0.5

【实验结果】

1. 先看对照管，应无凝集现象，溶液仍呈浑浊状态。
2. 试验管自第 1 管看起，其凝集的强弱可用 "＋~＋＋＋＋" 号表示如表 14 - 2。

表 14 - 2　肥达反应结果

"＋＋＋＋"	全部凝集，液体澄清，有大片状、边缘不整齐的凝集块
"＋＋＋"	绝大部分凝集，液体有轻度浑浊，凝集块较小些
"＋＋"	部分沉淀于管底，液体半澄清，凝集块呈颗粒状
"＋"	仅少量凝集，液体浑浊
"-"	不凝集，液体浑浊与对照管相似

3. 记录结果并判定凝集效价。通常以能产生明显凝集（++）的血清最大稀释倍数作为该血清的凝集效价。一般单份血清凝集价"O"应达到1∶80以上，"H"应达到1∶160以上，副伤寒甲、乙应在1∶80以上，才具有诊断价值；双份血清，即恢复期血清效价比病程早期有明显（4倍）升高者就有诊断价值。

【注意事项】

观察前切勿摇动试管，以免凝块分散。

三、粪便标本中病原性肠道杆菌的分离鉴定

扫码"看一看"

【实验目的】

能够自行设计粪便标本病原性肠道杆菌的检查方案，从未知粪便标本中分离鉴定病原菌。

【实验原理】

病原性肠道杆菌主要是沙门菌属和志贺菌属，还有致病性大肠埃希菌等。这些细菌可从感染者的粪便排出，临床确诊肠道传染病，需从粪便中分离鉴定细菌。

【实验材料】

1. 标本 粪便（含沙门菌或志贺菌）。

2. 培养基 SS琼脂平板、伊红美蓝琼脂平板、双糖培养基、单糖发酵管、蛋白胨水等。

3. 试剂 革兰染液、吲哚试剂、生理盐水、沙门菌A-F多价诊断血清、沙门菌单价O诊断血清、沙门菌H因子血清、志贺菌多价诊断血清、志贺菌型特异血清。

4. 其他 含抗菌药物的干燥纸片、玻片、接种环、酒精灯、显微镜等。

【实验方法】

1. 分离培养 用无菌技术取少许粪便，采用分区划线法接种于SS琼脂平板和伊红美兰琼脂平板，置37℃培养18~24小时，取出并观察培养结果。

2. 纯培养 以无菌技术取无色菌落接种双糖培养基（先穿刺接种，再于其斜面上划线），置37℃培养18~24小时，取出并观察培养结果。

3. 生化反应 将纯培养的细菌分别接种单糖发酵管、蛋白胨水、醋酸铅等培养基，置37℃培养18~24小时，取出并观察结果，初步鉴定细菌。

4. 血清学鉴定 取待鉴定的细菌，分别与沙门菌多价血清及志贺菌多价血清作玻片凝集试验。

5. 药物敏感试验。

【参考程序】

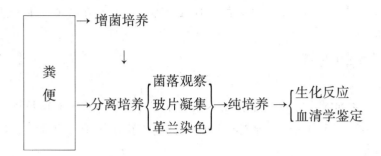

（王 颖）

实验十五 厌氧菌、棒状杆菌及分枝杆菌形态和检查

一、厌氧菌、棒状杆菌及分枝杆菌形态观察

【实验目的】

1. 能说出破伤风梭菌、产气荚膜梭菌和肉毒梭菌的形态特点及芽孢的区别。
2. 能说出白喉棒状杆菌、结核分枝杆菌、麻风分枝杆菌的形态和染色特征。

【实验内容】

1. 破伤风梭菌、产气荚膜梭菌、肉毒梭菌革兰染色标本片，观察其菌体形态特点及芽孢的大小、形态、位置的区别。
2. 白喉棒状杆菌革兰染色标本片，观察其形态和染色性；异染颗粒染色标本片，观察其异染颗粒。
3. 结核分枝杆菌、麻风分枝杆菌抗酸染色标本片的观察。

二、结核患者痰标本涂片及抗酸染色

【实验原理】

结核分枝杆菌菌体内含脂量多，其中主要成分分枝菌酸与石炭酸复红结合成复合物后不易被盐酸乙醇脱色，用碱性美蓝复染后仍呈红色。而非抗酸性细菌和细胞含脂量少，被石炭酸复红初染后易被盐酸乙醇脱色，经碱性美蓝复染后呈蓝色。抗酸染色可以初步鉴别抗酸菌与非抗酸菌。

【实验材料】

结核患者的咳痰，抗酸染色液，生理盐水等。

【实验方法】

1. 涂片 用灭菌的接种环采取痰中干酪样坏死的小块或带血的痰液，在载玻片上涂成薄而均匀的膜，灼烧接种环灭菌。

2. 干燥、固定 与革兰染色法相同。

3. 染色

（1）初染 滴加石炭酸复红液覆盖于涂片上，用木夹夹住玻片一端，置于酒精灯火焰上缓缓加热，至出现蒸汽，维持约5分钟。在加热过程中要防止将染液烘干，应及时添加染液。待玻片冷却后，水冲洗。

（2）脱色 用3%盐酸乙醇脱色，注意频频倾动玻片，直至无明显颜色脱出为止，水冲洗。

（3）复染 滴加碱性美兰染液复染30秒至1分钟，水洗。

4. 干燥，镜检。

【实验结果】

结核分枝杆菌等抗酸菌染成红色，细胞及其他非抗酸性细菌染成蓝色。

【注意事项】

1. 在灼烧接种环时为防止痰中的细菌溅出，可先将接种环在内焰烧干，然后再于外焰中灭菌。
2. 加热过程中注意不能使染液沸腾，也要防止将染液烘干。
3. 必须逐一观察各个视野，直到全部涂片找不到结核分枝杆菌时，才可报告阴性。

（田　毅）

实验十六　病毒及其他微生物形态观察

扫码"学一学"

扫码"看一看"

【实验目的】

能说出病毒及其他微生物形态特征。

【实验内容】

1. 病毒形态观察 病毒形态一般要在电子显微镜下才能观察到，但有些病毒在活细胞中生长繁殖时会形成包涵体。不同病毒形成的包涵体其形态特征、染色性、在细胞内的位置均不同，可通过光镜观察、鉴别。如狂犬病毒，可见包涵体位于神经细胞胞质内，红色、圆形或卵圆形，大小不等。

2. 恙虫病立克次体形态观察 观察吉姆萨（Giemsa）染色的立克次体玻片标本，注意形态、染色性及在细胞内的位置。可见其形态为球杆状或呈多形态性，染成紫色或蓝色，多在胞质近核处成堆排列。

3. 沙眼衣原体包涵体观察　先擦去眼结膜上的分泌物,用小刀刮取穹窿部及睑结膜上皮细胞作涂片。用 Giemsa、碘液或荧光抗体染色镜检,寻找上皮细胞内的包涵体。一般是散在型及帽型包涵体较多,其他型少见。

4. 钩端、梅毒、回归热螺旋体形态观察

(1) 钩端螺旋体(镀银染色)玻片标本:螺旋体呈棕色,一端或两端呈钩状,螺旋细密不清楚。

(2) 梅毒螺旋体(镀银染色)玻片标本:螺旋体呈棕色,螺旋密而整齐,有 8~12 个螺旋。

(3) 回归热螺旋体(Giemsa 染色)玻片标本:螺旋稀疏不规则。

5. 皮肤丝状菌的检查　将病变头发、皮屑或指(趾)甲少许放于载玻片上,滴加 10% NaOH 1~2 滴,加盖玻片并在酒精灯上徐徐加温,使标本透明(避免气泡产生),然后以低倍或高倍镜观察,菌丝和孢子则清晰可见。

(郭 磊)

第二部分　学习指导

第十章　细菌的形态与结构

一、目标要求

1. 能描述细菌的大小、细菌的基本形态。
2. 能叙述细菌的基本结构、细菌特殊结构及其意义。
3. 学会常用的细菌形态检查法。

二、知识要点

1. 细菌的大小和形态
   - 体积微小，以微米为测量单位
   - 形态：球形、杆形、螺形

2. 细菌的结构
   - 基本结构
     - 细胞壁
       - 革兰阳性菌
         - 肽聚糖：含量多，三维立体结构
         - 磷壁酸：具有黏附功能，免疫原性强
       - 革兰阴性菌
         - 肽聚糖：含量少，二维平面结构
         - 外膜：脂蛋白、脂质双层、脂多糖
     - 细胞膜
     - 细胞质
     - 核质：由 1 条双链环状的 DNA 分子反复回旋盘绕而成
   - 特殊结构
     - 荚膜
       - 是某些细菌细胞壁外的一层黏液性物质
       - 构成细菌的致病力：抗吞噬作用，黏附作用
       - 具有免疫原性，可帮助鉴别细菌和作为分型的依据
     - 鞭毛
       - 是某些细菌菌体表面附着的细长呈波状弯曲的丝状物
       - 鞭毛具有免疫原性，可用于细菌分类和鉴别细菌
       - 是细菌的运动器官，可作为鉴定细菌的依据
     - 菌毛
       - 是一种比鞭毛更细，更短而直的丝状物
       - 普通菌毛：具有黏附性，与细菌致病力有关
       - 性菌毛：传递遗传物质
     - 芽孢
       - 芽孢的大小、形态和位置等有助于细菌的鉴别
       - 抵抗力较强，进行消毒灭菌时，应以是否杀死芽孢作为判断灭菌效果的指标

3. 细菌形态检查法
   - 不染色标本检查法
   - 染色标本检查法
     - 革兰染色法
       - 方法：结晶紫、碘液、乙醇、稀释复红
       - 意义：鉴别细菌、选择药物、与致病性有关
     - 抗酸染色法

三、习题

（一）名词解释

1. 质粒 2. 荚膜 3. 鞭毛 4. 菌毛 5. 芽孢 6. 脂多糖 7. 异染颗粒

8. L型细菌

（二）填空题

1. 测量细菌大小的单位是_____。
2. 细菌的基本形态有_____、_____、_____。
3. 细菌的基本结构包括_____、_____、_____、_____。
4. 细菌的特殊结构有_____、_____、_____、_____。
5. G^+菌的细胞壁是由_____和_____组成，_____是G^+菌细胞壁特有的成分。
6. G^-菌的细胞壁是由_____、_____、_____和_____等多种成分组成，其中_____是G^-菌的内毒素。
7. 细菌的遗传物质有_____和_____2种，其中_____不是细菌生命活动所必需的。

（三）选择题

A型题

1. 细菌细胞壁的共有成分是
   - A. 多糖
   - B. 肽聚糖
   - C. 脂蛋白
   - D. 脂类
   - E. 脂多糖

2. 测量细菌大小的单位是
   - A. cm
   - B. mm
   - C. μm
   - D. nm
   - E. pm

3. 下列不属于细菌基本结构的是
   - A. 细胞壁
   - B. 细胞膜
   - C. 细胞质
   - D. 核质
   - E. 质粒

4. G^-菌细胞壁内不具有的成分是
   - A. 肽聚糖
   - B. 磷壁酸
   - C. 脂蛋白
   - D. 脂多糖
   - E. 外膜

5. 维持细菌固有形态的结构是
   - A. 细胞壁
   - B. 细胞膜
   - C. 荚膜
   - D. 芽孢
   - E. 细胞质

6. 溶菌酶对G^+菌的作用
   - A. 破坏磷壁酸
   - B. 裂解肽聚糖的聚糖骨架
   - C. 损伤细胞膜
   - D. 抑制菌体蛋白的合成

E. 干扰四肽侧链与五肽桥的连接

7. 青霉素的杀菌机制
   A. 破坏磷壁酸
   B. 裂解肽聚糖的聚糖骨架
   C. 损伤细胞膜
   D. 抑制菌体蛋白的合成
   E. 干扰四肽侧链与五肽桥的连接

8. 关于细菌的核，错误的描述是
   A. 具有完整的核结构
   B. 为双链 DNA
   C. 是细菌生命活动必需的遗传物质
   D. 无核膜
   E. 无核仁

9. 对外界抵抗力最强的细菌结构是
   A. 细胞壁
   B. 荚膜
   C. 芽孢
   D. 核质
   E. 细胞膜

10. 下列与细菌的致病力无关的结构是
    A. 细胞壁
    B. 荚膜
    C. 鞭毛
    D. 普通菌毛
    E. 性菌毛

11. 细菌的特殊结构不包括
    A. 荚膜
    B. 鞭毛
    C. 菌毛
    D. 质粒
    E. 芽孢

12. 革兰阴性菌对青霉素、溶菌酶不敏感，其原因是
    A. 细胞壁含肽聚糖少，其外侧还有外膜层保护
    B. 细胞壁含脂多糖较多
    C. 细胞壁缺乏磷壁酸
    D. 细胞壁含有脂类 A
    E. 以上均是

13. 能够传递质粒的结构是
    A. 普通菌毛
    B. 细胞膜
    C. 细胞质
    D. 细胞壁
    E. 性菌毛

14. 细菌生物合成的主要部位是
    A. 细胞壁
    B. 细胞膜
    C. 细胞质
    D. 核质
    E. 质粒

15. 细菌新陈代谢的主要场所是
    A. 细胞壁
    B. 细胞膜
    C. 细胞质
    D. 核质
    E. 质粒

16. 红霉素抑制细菌生长繁殖的机制是
    A. 破坏细胞膜内
    B. 干扰核蛋白体的功能
    C. 破坏细胞壁
    D. 抑制核酸复制
    E. 干扰线粒体功能

17. 细菌革兰染色使用的乙醇浓度是
    A. 100%
    B. 50%
    C. 75%

D. 95%　　　　　　　　E. 25%

18. 革兰阳性菌细胞壁的主要成分是
   A. 脂多糖　　　　　B. 肽聚糖　　　　　C. 磷壁酸
   D. 脂蛋白　　　　　E. 脂质双层

B 型题

   A. 荚膜　　　　　　B. 鞭毛　　　　　　C. 普通菌毛
   D. 质粒　　　　　　E. 芽孢

19. 对外界环境具较很强抵抗力细菌结构是
20. 对黏膜上皮细胞有很强黏附力，与致病性有关的是
21. 与细菌运动有关的是
22. 与细菌的耐药性传递有关的是

（四）简答题

1. 比较 G^+ 菌与 G^- 菌细胞壁的结构。
2. 简述细菌的特殊结构及其意义。

四、习题参考答案

（一）名词解释

1. 质粒是细菌染色体外的遗传物质，为闭合环状的双链 DNA 分子。控制细菌的某些特定的遗传性状。
2. 荚膜是某些细菌细胞壁外的一层黏液性物质。
3. 鞭毛是某些细菌菌体表面附着的细长呈波状弯曲的丝状物。
4. 菌毛是某些细菌菌体表面的一种比鞭毛更细，更短而直的丝状物。
5. 芽孢是某些细菌在一定环境条件下，其细胞质脱水浓缩，在菌体内形成的圆形或椭圆形的小体。
6. 革兰阴性菌细胞壁的成分，位于细菌细胞的最外层，是革兰阴性菌的内毒素，当细菌死亡裂解后即可释放出来，是革兰阴性菌的主要致病物质。
7. 细菌细胞质内含有的多种内含物，是细菌的贮存的营养物质或代谢产物，对碱性染料着色深，称为异染颗粒。
8. 细菌细胞壁的肽聚糖结构受到理化或生物因素的直接破坏或合成被抑制，这种细胞壁受损的细菌一般在普通环境中不能耐受菌体内的高渗透压而胀裂死亡。这种细胞壁受损的细菌能够生长和分裂者称为细菌细胞壁缺陷型或细菌 L 型。

（二）填空题

1. 微米
2. 球形　杆形　螺形
3. 细胞壁　细胞膜　细胞质　核质
4. 荚膜　鞭毛　菌毛　芽孢
5. 肽聚糖　磷壁酸　磷壁酸
6. 肽聚糖　脂蛋白　脂质双层　脂多糖　脂多糖
7. 染色体　质粒　质粒

（三）选择题

1. B 2. C 3. E 4. B 5. A 6. B 7. E 8. A 9. C 10. E 11. D 12. A 13. E 14. B 15. C 16. B 17. D 18. B 19. E 20. C 21. B 22. D

（四）简答题

1. G^+菌的细胞壁由肽聚糖和穿插于其内的磷壁酸构成。G^+菌的肽聚糖是由聚糖骨架、四肽侧链和五肽交联桥3部分构成的三维立体框架结构，且含量多。溶菌酶能水解聚糖骨架中的糖苷键，青霉素可抑制四肽侧链和五肽交联桥之间的连接。G^-菌细胞壁由肽聚糖和外膜组成。G^-菌的肽聚糖是由聚糖骨架和四肽侧链两部分构成的疏松二维平面结构，且含量少。无磷壁酸，在肽聚糖的外侧有外膜结构，包括脂蛋白、脂质双层和脂多糖3部分。

2. 细菌的特殊结构有荚膜、鞭毛、菌毛、芽孢，其生物学意义如下：

①荚膜具有抗吞噬、抗杀菌物质的作用和黏附作用，从而增强细菌的致病性；荚膜具有免疫原性，对细菌的鉴别和分型有重要作用，可帮助鉴别细菌和作为分型的依据。

②鞭毛是细菌的运动器官，可作为鉴定细菌的依据；鞭毛具有免疫原性，可用于细菌分类和鉴别细菌。

③普通菌毛具有黏附性，与细菌致病力有关；性菌毛能传递遗传物质。

④芽孢的大小、形态和位置等因菌种而异，有助于细菌的鉴别；芽孢具有较强的抵抗力，进行消毒灭菌时，应以是否杀死芽孢作为判断灭菌效果的指标。

（王　蕾）

第十一章 细菌的生理

一、目标要求

1. 能叙述细菌生长繁殖的条件、繁殖方式、速度及规律。
2. 熟知细菌的合成代谢产物及其在医学上的意义。
3. 能说出细菌在培养基中的生长现象、培养基的种类及人工培养细菌的意义。

二、知识要点

1. 细菌的生长繁殖
   - 条件
     - 营养物质：主要有水、碳源、氮源、无机盐和生长因子
     - 酸碱度：大多数病原菌的最适 pH 为 7.2~7.6
     - 温度：大多病原菌的最适生长温度为 37℃
     - 气体：主要是 O_2 和 CO_2。按细菌对氧的需求可将其分为 4 种类型（专性需氧菌、微需氧菌、兼性厌氧菌、专性厌氧菌）
   - 繁殖方式和速度
     - 以二分裂方式进行无性繁殖
     - 大多数细菌 20~30 分钟分裂 1 次
     - 生长曲线：迟缓期、对数期、稳定期、衰亡期

2. 细菌的人工培养
   - 培养基
     - 根据物理性状不同分为：液体、固体、半固体培养基
     - 根据其性质和用途可分为：基础培养基、营养培养基、选择培养基、鉴别培养基、厌氧培养基
   - 生长情况
     - 液体培养基：浑浊、沉淀、菌膜
     - 半固体培养基：无鞭毛菌只沿穿刺线生长，有鞭毛菌向四周扩散生长使培养基出现浑浊
     - 固体培养基：菌落、菌苔
   - 人工培养细菌的意义
     - 细菌的鉴定和研究
     - 细菌性疾病的诊断和治疗
     - 生物制品的制备
     - 细菌毒力分析及细菌学指标的检测
     - 工农业生产中的应用
     - 基因工程中的应用

3. 细菌的代谢产物及意义
   - 与致病有关：毒素和侵袭性酶类、热原质
   - 与治疗有关：抗生素、维生素
   - 与鉴别细菌有关：色素、细菌素、糖的分解产物、蛋白质的分解产物

三、习题

（一）名词解释

1. 培养基　2. 菌落　3. 热原质　4. 细菌素　5. 专性厌氧菌　6. 生长曲线

（二）填空题

1. 细菌的营养物质主要包括_____、_____、_____、_____和_____等。
2. 细菌生长繁殖的基本条件是_____、_____、_____和_____。
3. 大多数病原菌需要的最适 pH 为_____，最适生长温度为_____。而霍乱弧菌在 pH 为_____时生长最好，结核分枝杆菌生长的最适 pH 为_____。
4. 细菌生长繁殖时需要的气体主要是_____和_____，根据细菌对_____的需求情况将细菌分为_____、_____、_____和_____ 4 类。
5. 细菌的繁殖方式是_____。绝大多数细菌繁殖一代需要的时间为_____，而结核分支杆菌繁殖一代的时间为_____。
6. 根据培养基的物理性状的不同，可把培养基分为_____、_____和_____ 3 大类；根据培养基营养组成和用途不同，可将其分为_____、_____、_____、_____和_____。
7. 细菌在液体培养基中生长可出现_____、_____和_____ 3 种生长现象。
8. 半固体培养基常用于检查细菌的_____。有鞭毛的细菌经穿刺接种于半固体培养基中_____生长，而无鞭毛的细菌_____生长。
9. 细菌生长繁殖的规律分为_____、_____、_____、_____ 4 个时期。
10. 细菌与致病有关的代谢产物主要是_____、_____、_____。

（三）选择题

A 型题

1. 下列哪项不是细菌生长繁殖的基本条件
   A. 充足的营养　　B. 合适的酸碱度　　C. 适宜的温度
   D. 必需的气体　　E. 充足的光线
2. 观察细菌动力最常使用的培养基是
   A. 液体培养基　　B. 半固体培养基　　C. 血琼脂平板培养基
   D. 巧克力色琼脂平板培养基　　E. 厌氧培养基
3. 细菌生长繁殖的方式
   A. 有性繁殖　　B. 二分裂法　　C. 形成孢子
   D. 有丝分裂　　E. 复制
4. 多数细菌繁殖一代所需的时间（代时）为
   A. 10～20 分钟　　B. 20～30 分钟　　C. 30～40 分钟
   D. 1 小时　　E. 2 小时
5. 研究细菌的生物学性状最好选用哪个生长期的细菌
   A. 迟缓期　　B. 对数期　　C. 稳定期
   D. 衰亡期　　E. 以上都不是
6. 下列哪种物质不是细菌合成代谢产物

A. 内毒素　　　　　B. 外毒素　　　　　C. 抗生素
D. 抗毒素　　　　　E. 细菌素

7. 关于热原质的叙述，下列哪种是错误的
   A. 多由革兰阴性菌产生，是细胞壁中的脂多糖
   B. 可被高压蒸汽灭菌法破坏
   C. 吸附剂和特殊石棉滤板可除去液体中的大部分热原质
   D. 注入人体或动物体内可引起发热反应
   E. 蒸馏法除去热原质效果最好

8. 大多数有致病作用的细菌是
   A. 专性厌氧菌　　　B. 专性需氧菌　　　C. 微需氧菌
   D. 兼性厌氧菌　　　E. 以上均不是

9. 硫化氢试验检测的代谢物质是
   A. 含硫氨基酸　　　B. 葡萄糖　　　　　C. 色氨酸
   D. 尿素　　　　　　E. 乳糖

10. 属于细菌分解性代谢产物的是
    A. 热原质　　　　　B. 硫化氢　　　　　C. 外毒素
    D. 维生素　　　　　E. 抗生素

11. 细菌代谢产物的形成主要发生在哪个时期
    A. 迟缓期　　　　　B. 对数期　　　　　C. 稳定期
    D. 衰亡期　　　　　E. 以上都不是

12. 下面与鉴别细菌有关的代谢产物是
    A. 内毒素　　　　　B. 外毒素　　　　　C. 抗生素
    D. 抗毒素　　　　　E. 细菌素

13. 细菌生物学性状最典型的时期表现在
    A. 迟缓期　　　　　B. 对数期　　　　　C. 稳定期
    D. 衰亡期　　　　　E. 以上都不是

14. 甲基红试验是检测大肠埃希菌的哪项特性
    A. 致病性　　　　　B. 对蛋白质的分解能力　C. 对乳糖的分解能力
    D. 对葡萄糖的分解能力　E. 以上都不是

B型题

　　A. 基础培养基　　　B. 选择培养基　　　C. 鉴别培养基
　　D. 增菌培养基　　　E. 厌氧培养基

15. 含有细菌所需的基本营养成分，可供大多数细菌生长的培养基
16. 用于培养和区分不同细菌种类的培养基
17. 能抑制某些细菌生长而有利于另一些细菌生长的培养基
18. 专供厌氧菌的分离、培养和鉴别用的培养基

（四）简答题

1. 简述细菌生长繁殖的条件。
2. 简述细菌的合成代谢产物及其意义。

四、习题参考答案

(一) 名词解释

1. 培养基是人工配制的适合微生物生长繁殖的营养基质。

2. 菌落是细菌在固体培养基上生长时,由单个细菌繁殖形成的肉眼可见的细菌集团。

3. 热原质是由大多数革兰阴性菌和少数革兰阳性菌合成的,极微量注入人体或动物体内即可引起发热反应的物质。

4. 细菌素是某些细菌产生的仅对近缘菌株有抗菌作用的蛋白质。其作用范围窄,多用于细菌分型和流行病学调查。

5. 是指必须在无氧环境中才能生长繁殖的细菌,如破伤风杆菌。

6. 将一定量的细菌接种在适宜的培养基,间隔不同时间取样检查活菌数目。以培养时间为横坐标,培养物中活菌数的对数为纵坐标,可绘出一条说明细菌群体生长规律的曲线,称为细菌的生长曲线。

(二) 填空题

1. 水　碳源　氮源　无机盐　生长因子

2. 充足的营养物质　适宜的酸碱度　适宜的温度　一定的气体环境

3. 7.2~7.6　37℃　8.4~9.2　6.5~6.8

4. 氧气　二氧化碳　氧气　专性需氧菌　微需氧菌　专性厌氧菌　兼性厌氧菌

5. 二分裂　20~30分钟　18~20小时

6. 液体培养基　固体培养基　半固体培养基　基础培养基　营养培养基　选择培养基　鉴别培养基　厌氧培养基

7. 浑浊　沉淀　菌膜

8. 动力　沿穿刺线向四周扩散　只沿穿刺线

9. 迟缓期　对数期　稳定期　衰亡期

10. 毒素　热原质　侵袭性酶

(三) 选择题

1. E　2. B　3. B　4. B　5. B　6. D　7. B　8. D　9. A　10. B　11. C　12. E
13. B　14. D　15. A　16. C　17. B　18. E

(四) 简答题

1. 细菌生长繁殖的条件有:①营养物质:主要有水、碳源、氮源、无机盐和生长因子;②酸碱度:大多数病原菌的最适pH为7.2~7.6;③温度:大多病原菌的最适生长温度为37℃;④气体:主要是O_2和CO_2。按细菌对氧的需求可将其分为4种类型:专性需氧菌、微需氧菌、兼性厌氧菌、专性厌氧菌。

2. 与致病有关的细菌合成代谢产物有热原质、毒素与侵袭性酶;与治疗疾病有关的有抗生素、维生素;与鉴别细菌有关的有色素、细菌素。

(王　蕾)

第十二章 细菌的分布与消毒灭菌

一、目标要求

1. 能叙述正常菌群、条件致病菌、菌群失调、消毒、灭菌的概念及正常菌群的意义。
2. 熟知细菌的分布、常用热力灭菌法的种类、应用范围及紫外线杀菌的原理及用途。
3. 学会常用消毒灭菌的方法。

二、知识要点

1. 细菌的分布
   - 在自然界的分布
     - 土壤中有一些能形成芽孢的细菌，可通过伤口感染
     - 水中可含有伤寒沙门菌、痢疾志贺菌、霍乱弧菌等病原菌，引起消化系统传染病
     - 空气中的病原菌可引起伤口或呼吸道感染，而非病原菌可造成生物制品、药物制剂及培养基的污染
   - 在正常人体的分布
     - 正常菌群：通常对人体无害
     - 生理意义：生物拮抗作用、营养作用、免疫作用
     - 病理意义：条件致病菌或机会致病菌

2. 消毒与灭菌
   - 几个概念
     - 消毒：杀死物体上病原微生物的方法
     - 灭菌：杀灭物体上所有微生物的方法，包括病原微生物和非病原微生物的繁殖体与芽孢
     - 无菌：物体上没有活的微生物存在
     - 无菌操作：防止微生物进入机体或其他物品的操作技术
   - 物理消毒灭菌法
     - 热力灭菌法
       - 湿热法：高压蒸汽灭菌法、煮沸法、流通蒸汽灭菌法、巴氏消毒法
       - 干热法：焚烧与烧灼、干烤
     - 紫外线与电离辐射
       - 日光与紫外线：穿透力弱
       - 电离辐射：高速电子、X射线
     - 滤过除菌法
     - 超声波
   - 化学消毒灭菌法
     - 消毒剂
       - 作用机制
       - 种类性质和用途
       - 影响因素有①消毒剂的性质、浓度和作用时间；②细菌的种类、数量与状态；③环境因素的影响；④温度与酸碱度
     - 防腐剂

三、习题

（一）名词解释

1. 正常菌群 2. 条件致病菌 3. 消毒 4. 灭菌
5. 无菌操作 6. 无菌 7. 二重感染

（二）填空题

1. 正常菌群的生理意义有_____、_____、_____。
2. 正常菌群在_____、_____和_____条件下可引起机会性感染。
3. 常用的湿热消毒灭菌法有_____、_____、_____、_____、_____。
4. 高压蒸汽灭菌法是最常用、最有效的灭菌方法，通常在_____压力下，温度达到_____，维持时间为_____。
5. 干热灭菌法主要包括_____、_____、_____。
6. 紫外线的杀菌机制是干扰细菌_____合成，导致细菌_____或_____。
7. 影响消毒剂作用的因素有_____、_____、_____、_____。
8. 巴氏消毒法常用于_____和_____的消毒。

（三）选择题

A型题

1. 杀灭物体上所有微生物的方法是
   A. 消毒   B. 灭菌   C. 无菌
   D. 抑菌   E. 防腐

2. 杀灭物体上病原微生物的方法
   A. 消毒   B. 灭菌   C. 无菌
   D. 抑菌   E. 防腐

3. 防腐的含义是
   A. 杀灭物体上所有微生物   B. 杀灭物体上的病原微生物
   C. 物体上无活的微生物存在   D. 杀死含芽孢的细菌
   E. 抑制微生物生长繁殖

4. 无菌的含义是
   A. 杀灭物体上所有微生物   B. 杀灭物体上的病原微生物
   C. 物体上无活的微生物存在   D. 杀死含芽孢的细菌
   E. 抑制微生物生长繁殖

5. 玻璃器皿、瓷器等的灭菌要在何种温度下干烤2小时
   A. 100~150℃   B. 160~170℃   C. 170~250℃
   D. 250~300℃   E. 300~400℃

6. 高压蒸汽灭菌法灭菌需要的条件是
   A. 121.3℃，15~30分钟   B. 100℃，15~20分钟   C. 120℃，10分钟
   D. 121.3℃，10分钟   E. 100℃，20分钟

7. 用于耐高温、耐湿等物品的最佳灭菌方法是
    A. 高压蒸汽灭菌法   B. 煮沸法   C. 间歇蒸汽灭菌法
    D. 流动蒸汽灭菌法   E. 巴氏消毒法

8. 适用于物体表面和空气消毒的方法
    A. 干热灭菌法   B. 湿热灭菌法   C. 紫外线
    D. 电离辐射   E. 超声波杀菌法

9. 紫外线杀菌的最佳波长是
    A. 200～300nm   B. 265～266nm   C. 300～365nm
    D. 350～400nm   E. 400～500nm

10. 目前主要用于牛乳消毒的方法
    A. 巴氏消毒法   B. 煮沸法   C. 流动蒸汽法
    D. 间歇灭菌法   E. 高压蒸汽灭菌法

11. 超声波杀菌主要用于
    A. 空气消毒   B. 物体表面消毒   C. 玻璃器皿消毒
    D. 提取细胞组分或制备抗原等   E. 患者排泄物的消毒

12. 临床应用最广、消毒效果最好的方法是
    A. 巴氏消毒法   B. 煮沸法   C. 流动蒸汽法
    D. 间歇灭菌法   E. 高压蒸汽灭菌法

13. 紫外线杀菌的机制是
    A. 破坏细胞壁   B. 破坏细胞膜   C. 破坏细胞质
    D. 破坏核质DNA   E. 破坏质粒

14. 正常人体中没有细菌的部位是
    A. 皮肤   B. 口腔   C. 眼结膜
    D. 外耳道   E. 血液

15. 长期大量使用广谱抗生素容易引起
    A. 免疫力下降   B. 药物中毒   C. 自身免疫病
    D. 免疫缺陷病   E. 菌群失调症

16. 高温灭菌的原理是
    A. 菌体蛋白质变性凝固   B. 菌体成分氧化   C. 细胞膜通透性降低
    D. 酶活性降低   E. 细胞壁肽聚糖破坏

17. 用于皮肤黏膜消毒的乙醇浓度是
    A. 75%   B. 95%   C. 100%
    D. 50%   E. 25%

18. 彻底消毒灭菌的标准是
    A. 杀灭细菌   B. 杀灭病毒   C. 杀灭芽孢
    D. 繁殖速度减慢   E. 停止繁殖

B 型题

    A. 70% 乙醇   B. 1‰ 高锰酸钾   C. 1% 硝酸银
    D. 10% 甲醛   E. 0.2～0.5 ppm 氯

19. 新生儿滴眼、预防淋病奈瑟菌感染
20. 皮肤、尿道、蔬菜和水果等消毒
21. 饮水及游泳池消毒
22. 皮肤、体温计消毒

（四）简答题

1. 正常菌群引起机会感染的特定条件有哪些？
2. 影响化学消毒剂作用效果的因素有哪些？

四、习题参考答案

（一）名词解释

1. 正常人体的体表及其与外界相通的腔道中，存在着不同种类和一定数量的微生物群，这些微生物通常对人体无害，为人体的正常微生物群，通称正常菌群。

2. 正常菌群与宿主之间、正常菌群之间维持着良好的生态平衡。如果在某些条件下此平衡被打破，原来不致病的正常菌群中的细菌可使机体致病，该类细菌称为条件致病菌或机会致病菌。

3. 杀死物体上病原微生物的方法。

4. 杀灭物体上所有微生物的方法，包括病原微生物和非病原微物的繁殖体与芽孢。

5. 防止微生物进入机体或其他物品的操作技术。

6. 物体上没有活的微生物存在，称为无菌。

7. 也称为菌群失调症，是使用抗菌药物治疗原发感染的过程中造成了菌群失调，严重的菌群失调使机体出现严重的症状，称为菌群失调症。

（二）填空题

1. 生物拮抗作用　营养作用　免疫作用
2. 机体免疫功能低下　寄居部位改变　不适当的抗菌药物治疗
3. 高压蒸汽灭菌法　煮沸法　流通蒸汽法　间歇灭菌法　巴氏消毒法
4. 103.4Kpa　121.3℃　15～30 分钟
5. 焚烧　烧灼　干烤
6. DNA　变异　死亡
7. 消毒剂的性质、浓度和作用时间　细菌的种类、数量与状态　环境中有机物的存在　温度和酸碱度
8. 牛奶　酒类

（三）选择题

1. B　2. A　3. E　4. C　5. B　6. A　7. A　8. C　9. B　10. A　11. D　12. E　13. D　14. E　15. E　16. A　17. A　18. C　19. C　20. B　21. E　22. A

（四）简答题

1. 正常菌群引起机会感染的特定条件有：机体免疫功能低下、寄居部位的改变、不适当的抗菌药物治疗。

2. 影响化学消毒剂作用效果的因素有：消毒剂的性质、浓度和作用时间；细菌的种类、数量与状态；环境中有机物的存在；温度和酸碱度。

五、案例分析

患者，男，76岁，因腰椎间盘突出，腰椎管狭窄造成腰痛伴右下肢放射痛月余，保守治疗无效后住院手术治疗。术后1周并发尿路感染，使用头孢哌酮/舒巴坦联合克林霉素治疗。2周后开始出现持续腹胀、腹泻，大便呈淡黄色稀薄液体，量少，给予蒙脱石散口服对症治疗，效果不佳，腹泻次数持续增多至每天20余次，经肠镜和粪便细菌学检查确诊为假膜性肠炎。遂停用所有静脉用抗菌药物，给予甲硝唑联合万古霉素0.5 g口服治疗。患者术后进食情况差，能量摄入极度缺乏，体重减轻约10kg。出现腹泻增多症状后，基本停止经口进食，故启动营养支持治疗计划，并邀请临床药师参与营养支持治疗方案的制定。伴随原发疾病的好转，及营养支持治疗的有效实施，患者恢复良好，顺利出院。

问题1 请说明假膜性肠炎的发生机制及其危害。

问题2 请说出营养支持疗法的大致实施过程及临床药师参与的意义。

案例解析

问题1 假膜性肠炎是一种结肠和小肠的急性纤维素渗出性炎症，多在应用抗菌药物后导致肠道正常菌群失调，难辨梭状芽孢杆菌大量繁殖，产生毒素而致病。该病起病突然，发展迅速，病情严重者可导致死亡。其发病机制在于抗菌药物抑制或杀灭了部分敏感细菌，而利于部分耐药细菌生长，造成肠道内的微生态平衡被打破，即肠道菌群失调，最终诱发腹痛、腹泻等症状。

问题2 患者一旦出现假膜性肠炎，则由此引发的肠黏膜受损将严重影响其对营养吸收，出现营养吸收障碍。如果该状况得不到及时纠正，患者又将面临营养严重受损的双重打击，此时合理的营养支持疗法是患者疾病治愈的关键。前期肠黏膜严重受损阶段，为避免加重患者肠道负担，主要由肠外途径提供全部能量。后期根据肠道恢复情况，逐渐转为肠内输注并逐渐加量，直至停用肠外支持途径。及时的药学干预，可以避免不合理的组方，使用适宜的营养药品，并正确处理药品不良反应，从而规范营养支持治疗过程。

（王 蕾）

第十三章　细菌的遗传和变异

一、目标要求

1. 知道转化、接合、转导、溶原性转换的概念。
2. 能说出细菌的变异现象及医学上重要的几种质粒，噬菌体的生物学性状、噬菌体与宿主的关系，细菌变异的发生机制及实际应用。

二、知识要点

1. 细菌的变异现象
   - 形态与结构变异
   - 菌落变异
   - 毒力变异
   - 耐药性变异

2. 细菌遗传变异的物质基础
   - 细菌染色体：1 条环状双螺旋 DNA 高度盘旋缠绕成丝团状，无核膜
   - 质粒
     - 基本特征
       - 具有自我复制能力
       - 其编码产物赋予细菌某些性状
       - 可以自行丢失或消除
       - 具有转移性
       - 可分为相容性与不相容性
     - 医学上重要的质粒：致育质粒（F 质粒）、耐药质粒（R 质粒）、细菌素质粒、毒力质粒（Vi 质粒）
   - 转位因子：插入序列、转座子
   - 噬菌体：毒性噬菌体、温和噬菌体

3. 细菌变异的发生机制
   - 基因突变：点突变、染色体畸变
   - 基因转移与重组：方式有转化、接合、转导、溶原性转换

4. 细菌变异的实际应用
   - 在疾病诊断、治疗、预防中的应用
   - 在检测致癌物质方面的应用
   - 在基因工程方面的应用

三、习题

（一）名词解释

1. 基因转移　2. 转化　3. 接合　4. 转导　5. 溶原性转换

（二）填空题

1. 细菌的变异现象主要包括_____、_____、_____和_____。
2. 卡介苗是用人工诱导的方法使_____菌毒力减弱、但免疫原性保留的变异株，可

用于人工特异性预防_____。

3. 接合是细菌通过_____相互连接沟通,将_____从供体菌传递给受体菌。

4. 细菌的基因转移和重组的方式主要有_____、_____、_____和_____等。

（三）选择题

A 型题

1. H-O 变异是指
   A. 失去毒力的变异 B. 失去荚膜的变异 C. 失去鞭毛的变异
   D. 失去芽孢的变异 E. 失去细胞壁的变异

2. S-R 变异是指
   A. 毒力变异 B. 鞭毛变异 C. 芽孢变异
   D. 菌落变异 E. 抗原变异

3. BCG 是有毒牛型结核分枝杆菌经哪种变异形成的
   A. 形态变异 B. 结构变异 C. 毒力变异
   D. 耐药性变异 E. 菌落变异

4. 编码性菌毛的质粒是
   A. F 质粒 B. R 质粒 C. Vi 质粒
   D. Col 质粒 E. K 质粒

5. 编码耐药性的质粒是
   A. F 质粒 B. R 质粒 C. Vi 质粒
   D. Col 质粒 E. K 质粒

6. 编码大肠埃希菌产生大肠菌素的质粒是
   A. F 质粒 B. R 质粒 C. Vi 质粒
   D. Col 质粒 E. K 质粒

7. 编码与细菌致病性有关的质粒是
   A. F 质粒 B. R 质粒 C. Vi 质粒
   D. Col 质粒 E. K 质粒

8. 关于质粒的叙述,下列哪项是错误的
   A. 是细菌染色体外的遗传物质
   B. 能在胞质中自行复制
   C. 可自行丢失与消除
   D. 是细菌生命活动所必需的结构
   E. 可在细菌间转移

9. 前噬菌体是指
   A. 毒性噬菌体 B. 温和噬菌体 C. 毒性噬菌体的基因组
   D. 温和噬菌体的基因组 E. 整合于宿主菌染色体中的噬菌体基因组

10. 有尾噬菌体吸附敏感菌的结构是
    A. 尾领 B. 尾鞘 C. 尾髓、尾鞘
    D. 尾板 E. 尾丝、尾刺

11. 下列哪种不是细菌基因转移与重组的方式
   A. 转化   B. 转位   C. 转导
   D. 接合   E. 以上都不是

（四）简答题

1. 试述质粒 DNA 的特征。
2. 试述细菌变异的实际意义。

四、习题参考答案

（一）名词解释

1. 基因转移是遗传物质由供体菌转入受体菌细胞内的过程。
2. 转化是受体菌直接从周围摄取供体菌游离的 DNA 片段，与自身基因重组后获得新遗传性状的过程。
3. 接合是指遗传物质（如质粒）通过性菌毛由供体菌传递给受体菌，使受体菌遗传性状发生改变的过程。
4. 转导是以温和噬菌体为载体，将供体菌的一段 DNA 转移到受体菌内，使受体菌获得新性状的过程。
5. 溶原性转换是当噬菌体感染细菌时，宿主菌染色体中获得了噬菌体的 DNA 片段，使其成为溶原状态时而使细菌获得新的性状。

（二）填空题

1. 形态结构变异　菌落变异　毒力变异　耐药性变异
2. 牛型结核分枝杆菌　结核病
3. 性菌毛　遗传物质
4. 转化　接合　转导　溶原性转换

（三）选择题

1. C　2. D　3. C　4. A　5. B　6. D　7. C　8. D　9. E　10. E　11. E

（四）简答题

1. 质粒 DNA 的特征有：①质粒具有自我复制能力；②质粒 DNA 编码的基因产物可决定细菌的某些性状特征；③可自行丢失与消除，但细菌仍存活；④具有转移性，可通过接合、转导和转化等方式在细菌间转移；⑤可分为相容性和不相容性 2 种。
2. 细菌变异的实际意义：①可用于疾病的诊断和防治；②可应用于某些致癌物质的测定；③在基因工程方面的应用也相当广泛。

（王　蕾）

第十四章　细菌的感染与免疫

一、目标要求

1. 能叙述细菌外毒素和内毒素的区别及细菌全身感染的类型。
2. 熟知影响细菌致病性的因素，细菌全身感染的类型，医院感染的概念及危害。
3. 能说出细菌感染的途径、分类。

二、知识要点

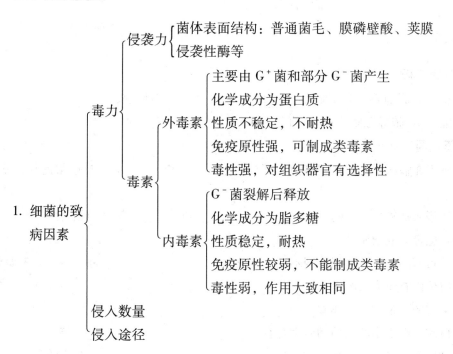

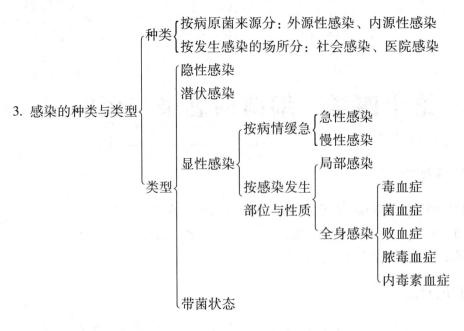

三、习题

（一）名词解释

1. 类毒素　2. 毒血症　3. 败血症　4. 固有免疫　5. 适应性免疫
6. 菌血症　7. 脓毒血症　8. 带菌者　9. 不完全吞噬

（二）填空题

1. 显性感染在临床上，按病情缓急不同分为_____和_____，按感染的部位不同分为_____和_____。
2. 病原菌侵入机体能否致病与_____、_____和_____等密切相关。
3. 构成细菌毒力的物质是_____和_____。
4. 根据外毒素的种类和作用机制不同，可分为_____、_____和_____3大类。
5. 构成机体固有免疫的因素有_____、_____、_____。
6. 固有免疫的屏障结构主要有_____、_____、_____。
7. 正常体液和组织中的杀菌物质主要有_____、_____和_____等。
8. 吞噬细胞的吞噬杀菌过程一般分为_____、_____和_____3个阶段。
9. 吞噬细胞吞噬病原菌后，结果有2种：_____和_____。
10. 机体抗胞外菌感染主要依靠_____免疫，抗胞内菌感染主要依靠_____免疫。
11. 细菌引起的全身感染类型主要有_____、_____、_____、_____和_____。
12. 构成细菌毒力的主要菌体结构是_____和_____。

（三）选择题

A 型题

1. 下列哪种结构与细菌侵袭力有关
　　A. 芽孢　　　　　　B. 荚膜　　　　　　C. 细胞壁
　　D. 中介体　　　　　E. 核糖体
2. 天然免疫不包括
　　A. 屏障结构　　　　　　　　　　　B. 吞噬细胞的吞噬作用

C. 体液中的杀菌物质　　　　　　　　　　D. 抗体

E. 补体

3. 关于外毒素的叙述，哪项是错误的

    A. 由活菌释放到菌体外的一种蛋白质

    B. 主要由革兰阳性菌产生，少数革兰阴性菌也能产生

    C. 性质稳定，耐热

    D. 毒力强

    E. 免疫原性强

4. 能引起内毒素休克的细菌成分是

    A. H 抗原　　　　　B. O 抗原　　　　　C. 荚膜抗原

    D. 脂多糖　　　　　E. 肽聚糖

5. 内毒素不具有的毒性作用

    A. 发热反应　　　　B. 白细胞反应　　　C. 内毒素血症与内毒素休克

    D. 对组织器官有选择性，引起特殊症状　　E. DIC

6. 类毒素与外毒素的区别在于前者

    A. 有免疫原性，但无毒性　　　　　　　B. 无免疫原性，但有毒性

    C. 无免疫性，也无毒性　　　　　　　　D. 有免疫性，也有毒性

    E. 仅有半抗原性，但无毒性

7. 关于内毒素的特性，错误的是

    A. 主要由革兰阴性菌产生

    B. 化学成分为脂多糖

    C. 性质较稳定，耐热

    D. 免疫原性强，可刺激机体产生抗毒素

    E. 毒性作用相似，对组织器官无选择作用

8. 破伤风杆菌感染引起的破伤风，属于哪个感染类型

    A. 菌血症　　　　　B. 败血症　　　　　C. 毒血症

    D. 脓毒血症　　　　E. 内毒素血症

9. 经甲醛处理制备类毒素的是

    A. 内毒素　　　　　B. 外毒素　　　　　C. 抗毒素

    D. 抗生素　　　　　E. 细菌素

10. 目前毒性最强的细菌外毒素是

    A. 破伤风杆菌外毒素　　B. 痢疾杆菌外毒素　　C. 肉毒杆菌外毒素

    D. 金黄色葡萄球菌外毒素　　　　　　　E. 大肠埃希菌外毒素

11. 最危险的传染源是

    A. 急性期患者　　　B. 慢性期患者　　　C. 毒血症

    D. 败血症　　　　　E. 带菌者

B 型题

    A. 细菌毒力　　　　B. 细菌侵入数量　　C. 细菌的侵袭力

    D. 细菌的外毒素　　E. 细菌的免疫原性

12. 与细菌内毒素相关的因素是
13. 细菌能否在体内定植、繁殖和扩散主要取决于
14. 细菌能否引起特殊临床表现主要取决于
15. 致病菌对机体有益的作用体现在

（四）简答题

1. 比较细菌内毒素和外毒素的特性。
2. 简述病原菌引起全身感染的常见类型。

四、习题参考答案

（一）名词解释

1. 外毒素经 0.3% 甲醛作用后，失去毒性，保留免疫原性，成为类毒素。类毒素刺激机体产生抗毒素抗体，可用于预防接种。

2. 毒血症是病原菌侵入机体后，只在机体局部生长繁殖，不进入血流，但其产生的外毒素入血，到达易感的组织细胞，引起特殊的全身中毒症状。

3. 败血症是病原菌侵入血流后，在其中大量繁殖并产生毒性产物，造成机体严重损害，出现全身中毒症状。

4. 固有免疫是人类在长期的种系发育和进化过程中逐渐建立起来的一系列天然防御机能。具有与生俱有，作用迅速、广泛，没有免疫记忆性等特点。

5. 也称为特异性免疫，是机体受到抗原刺激或接种疫苗后获得的特异性免疫力。

6. 病原菌由原发部位一时性或间断性侵入血流，但未在血中繁殖，到达适宜的组织器官再进行生长繁殖。如伤寒早期出现的菌血症。

7. 是化脓性细菌由局部侵入血流，并大量繁殖，并随血液循环到达某些组织器官，引起新的化脓性病灶。

8. 带菌者指在隐性或显性感染后，症状消失，但体内的细菌未完全清除，而在机体内存留一定时间，并不断往外排菌。

9. 指有些细菌被吞噬细胞吞噬后，不能被杀死，而在吞噬细胞内生长繁殖，并随着吞噬细胞的游走进行扩散，甚至导致吞噬细胞死亡。

（二）填空题

1. 急性感染　慢性感染　局部感染　全身感染
2. 毒力　数量　侵入门户
3. 侵袭力　毒素
4. 神经毒素　细胞毒素　肠毒素
5. 屏障结构　吞噬细胞　体液因素
6. 体表屏障　血-脑屏障　胎盘屏障
7. 补体　溶菌酶　防御素
8. 接触　吞入　杀灭
9. 完全吞噬　不完全吞噬
10. 体液免疫　细胞免疫
11. 菌血症　败血症　毒血症　脓毒血症　内毒素血症

12. 荚膜　普通菌毛

(三) 选择题

1. B　2. D　3. C　4. D　5. D　6. A　7. D　8. C　9. B
10. C　11. E　12. A　13. C　14. D　15. E

(四) 简答题

1. 细菌内、外毒素的主要区别

区别要点	外毒素	内毒素
来源	革兰阳性菌与部分革兰阴性菌	革兰阴性菌
存在部分	从活菌分泌，少数崩解后释出	细胞壁组分，菌体裂解后释放出
化学成分	蛋白质	脂多糖
稳定性	不稳定，60℃以上迅速被破坏	稳定，160℃，2～4小时才被破坏
免疫原性	强，刺激机体产生高滴度抗毒素；甲醛处理可成为类毒素	较弱，刺激机体产生低滴度的抗体，保护作用弱；甲醛处理不能成为类毒素
毒性作用	强，对组织器官有选择性毒害作用，引起特殊临床表现	较弱，各菌内毒素的效应大致相同，引起发热、白细胞变化、休克、DIC等

2. 病原菌引起全身感染的常见类型：毒血症、菌血症、败血症、脓毒血症、内毒素血症。

五、案例分析

案例 14-1

患者，农民，46岁，因发烧、头痛、呕吐及昏迷2天入院。入院前10天因牙痛及牙齿松动，遂到当地个体口腔诊所就医，将右下第3磨牙拔出，第2天患者自觉畏寒、发热、全身乏力，到当地卫生院就诊，按感冒治疗，病情无好转，头痛加重，伴恶心呕吐，发烧，体温38.9℃。入院前两天出现意识不清，烦躁乱语，大小便失禁。入院后经多项检查，最终确诊为化脓性脑膜炎。给予头孢氨噻肟2g静脉注射，每8小时1次，以及全身营养支持治疗，1周后体温、神志恢复正常，入院4周后脑脊液压力及常规生化检查全部正常，痊愈出院。

问题　请说明患者拔牙和颅内感染的相关性及其预防措施。

案例 14-2

女性，23岁，因嘴角处长了一小疖，红肿疼痛有脓点，自觉影响美观，用手挤压。第2天面部红肿，并恶寒、发热、全身不适，经医生检查，诊断为败血症。

问题　说明面部疖肿是如何引起败血症的，常见的病原菌是哪一类？

> **案例解析**
>
> 案例 14-1　葡萄球菌是最常见的口腔及面颊部感染的化脓性球菌之一，在拔牙时，当病灶处于急性炎症期或消毒不严格，术中手指、器械、辅料等将细菌带入创口引起急性感染。面颊部有丰富的血液循环，其静脉与翼丛及海绵窦相通，当口腔后部有感染处理不当时，细菌便有可能回流入颅内，引起海绵窦血栓性静脉炎，脑膜炎和脑脓肿等严重并发症。该患者病牙处于炎症期而行拔牙，术后未及时用抗生素预防感染，导致细菌随血液经下牙槽静脉—翼丛—海绵窦进入颅内，引起化脓性脑膜炎。所以

拔牙要严格掌握手术适应证及无菌操作以及术后预防措施,对拔牙后出现高烧、头痛、呕吐等症状要尽快检查治疗,避免颅内感染的发生。

  案例 14-2 患者面部疖肿本为细菌引起的局部感染,但因面部血液循环丰富,尤其在面部三角区部位,由于局部血液循环的特点,挤压疖肿容易造成局部的细菌进入血液循环,从而引起败血症。最常见的病原菌是金黄色葡萄球菌,因为该细菌是引起化脓性感染最常见的细菌。

(陈瑞玲)

第十五章 病原性球菌

一、目标要求

1. 能叙述葡萄球菌、链球菌的致病性。
2. 熟知葡萄球菌、链球菌的主要生物学性状、微生物学检查及防治原则。
3. 能说出肺炎链球菌、脑膜炎奈瑟球菌和淋病奈瑟球菌的致病性、主要生物学性状、微生物学检查及防治原则。

二、知识要点

1. 葡萄球菌属
   - 生物学性状
     - 形态与染色：球形，葡萄串状排列，革兰染色阳性
     - 培养特性：营养要求不高，形成光滑型菌落
     - 分类：金黄色葡萄球菌、表皮葡萄球菌、腐生葡萄球菌
     - 抵抗力：在无芽孢细菌中抵抗力最强
   - 致病性
     - 致病物质：血浆凝固酶、葡萄球菌溶血素、杀白细胞素、肠毒素、表皮剥脱毒素、毒素休克综合征毒素等
     - 所致疾病：化脓性感染、食物中毒、假膜性肠炎、烫伤样皮肤综合征、毒素休克综合征
   - 微生物学检查：直接涂片革兰染色镜检、分离培养和鉴定、肠毒素检查
   - 防治原则：皮肤创伤及时消毒，治疗时根据药敏试验选择药物

2. 链球菌属
   - 生物学性状
     - 培养特性：营养要求较高，形成灰白色、细小菌落
     - 分类：甲型溶血性链球菌、乙型溶血性链球菌、丙型链球菌
     - 抵抗力：不强
   - 致病性
     - 致病物质：链球菌溶血素、致热外毒素、M蛋白、透明质酸酶、链激酶、链道酶等
     - 所致疾病：化脓性感染、猩红热、超敏反应性疾病
   - 微生物学检查：直接涂片革兰染色镜检、分离培养和鉴定、抗链O试验
   - 防治原则：对患者及带菌者及时治疗，首选青霉素

3. 肺炎链球菌
   - 生物学性状
     - 形态与染色：矛头状，成双排列，革兰染色阳性，有荚膜
     - 培养特性：营养要求较高，菌落与甲型溶血性链球菌相似
     - 抵抗力：较弱
   - 致病性
     - 致病物质：荚膜、溶血素O等
     - 所致疾病：大叶性肺炎、中耳炎、乳突炎、败血症、脑膜炎等
   - 微生物学检查：直接涂片染色镜检、分离培养和鉴定、动物试验
   - 防治原则：国外用荚膜多糖疫苗预防有较好效果，治疗用青霉素或林可霉素

```
                      ┌ 形态与染色：肾形，成双排列，革兰染色阴性
          ┌ 生物学性状 ┤ 培养特性：营养要求较高，常用巧克力血琼脂培养基
          │           │           形成露滴状菌落
          │           └ 抵抗力：弱，对干燥、热、寒冷等十分敏感
          │        ┌ 致病物质：菌毛、荚膜、内毒素
4. 脑膜炎球菌 ┤ 致病性 ┤
          │        └ 所致疾病：流行性脑脊髓膜炎
          │           ┌ 直接涂片革兰染色镜检：取脑脊液或出血斑点组织液
          │ 微生物学检查 ┤                     分离培养和鉴定
          │           └ 快速诊断法：用已知抗体快速检测可溶性抗原
          └ 防治原则：儿童接种荚膜多糖疫苗预防，治疗用青霉素

          ┌ 生物学性状 ┌ 形态与染色：肾形，成双排列，革兰染色阴性
          │           ┤ 培养特性：营养要求较高，常用巧克力血琼脂培养基形成
          │           │           灰白色菌落
          │           └ 抵抗力：极弱，对干燥、热、寒冷极敏感
          │        ┌ 致病物质：菌毛、外膜蛋白、内毒素
5. 淋球菌 ┤ 致病性 ┤
          │        └ 所致疾病：淋病、新生儿淋菌性眼结膜炎
          │           ┌ 直接涂片革兰染色镜检：取泌尿生殖道脓性分泌物分离培
          │ 微生物学检查 ┤                     养和鉴定
          │           └ 快速诊断法：用已知抗体快速检测可溶性抗原
          └ 防治原则：宣传性病知识，治疗首选青霉素 G；新生儿出生时用 1% 硝酸
                    银滴眼
```

三、习题

（一）名词解释

1. SPA 2. SLO 3. 假膜性肠炎 4. 血浆凝固酶 5. 扩散因子 6. 杀白细胞素 7. M 蛋白 8. 猩红热 9. 风湿热

（二）填空题

1. 引起化脓性感染最常见的球菌是_____。

2. SPA 的生物学活性是：可与人类_____分子的_____非特异性结合。

3. 根据色素、生化反应的不同可将葡萄球菌分为_____葡萄球菌、_____葡萄球菌和_____葡萄球菌 3 种。

4. 链球菌的两种分类方法的依据分别是_____和_____。

5. A 群链球菌感染引起的疾病可分为_____、_____和_____ 3 类。

6. 肺炎球菌因产生_____而使其菌落呈脐状，该物质可被_____等物质激活，从而促进培养物中的菌体溶解。

7. 对人致病的奈瑟菌为_____和_____。

8. 脑膜炎球菌抵抗力_____，对_____、_____、_____等十分敏感。

9. 脑膜炎球菌的致病物质有_____、_____及_____。

10. "脓漏眼"是由_____感染所致。用_____滴眼，可预防新生儿脓漏眼（淋菌

性眼炎）。

（三）判断题

（　）1. 金黄色葡萄球菌的毒力是引起假膜性肠炎的主要因素。

（　）2. 抗"O"试验可用于风湿热的辅助诊断。

（　）3. 链球菌可以通过呼吸道、消化道等多途径传播。

（　）4. 肺炎球菌致病力强，感染后即可引起大叶性肺炎。

（　）5. 流行性脑脊髓膜炎（流脑）主要经血液传播。

（四）选择题

A 型题

1. 最常见的化脓性球菌是
   A. 金黄色葡萄球菌　　B. 表皮葡萄球菌　　C. 丙型链球菌
   D. 脑膜炎球菌　　　　E. 淋球菌

2. 对青霉素易产生耐药性的细菌是
   A. 链球菌　　　　　　B. 脑膜炎球菌　　　C. 肺炎球菌
   D. 金黄色葡萄球菌　　E. 破伤风杆菌

3. 化脓性炎症，其脓汁黏稠、病灶局限，这是由于病原菌产生
   A. 透明质酸酶　　　　B. 血浆凝固酶　　　C. 耐热核酸酶
   D. 链道酶　　　　　　E. 葡激酶

4. 各型链球菌中，致病力最强的是
   A. 甲型溶血性链球菌　B. 乙型溶血性链球菌　C. 丙型链球菌
   D. 草绿色链球菌　　　E. B 群链球菌

5. 测定 SLO 抗体，可协助诊断下列哪种疾病的
   A. 肠热症　　　　　　B. 风湿热　　　　　C. 类风湿关节炎
   D. 猩红热　　　　　　E. Q 热

6. 能产生 SPA 的细菌是
   A. 金黄色葡萄球菌　　B. 乙型溶血性链球菌　C. 白喉杆菌
   D. 百日咳杆菌　　　　E. 肉毒梭菌

7. 金黄色葡萄球菌产生的毒素是
   A. θ 毒素　　　　　　B. 杀白细胞素　　　C. 细胞毒因子
   D. 紫癜形成因子　　　E. 致热外毒素

8. 引起烫伤样皮肤综合征的病原体是
   A. 钩端螺旋体　　　　B. 衣原体　　　　　C. 产气荚膜杆菌
   D. 炭疽杆菌　　　　　E. 金黄色葡萄球菌

9. 可增强链球菌扩散能力的主要致病物质是
   A. 链球菌 DNA 酶　　 B. 红疹毒素　　　　C. M 蛋白
   D. 多糖抗原　　　　　E. 透明质酸酶

10. 根据抗原结构可将链球菌分为 20 个群，对人致病的链球菌菌株 90% 属于
    A. A 群　　　　　　　B. B 群　　　　　　C. C 群
    D. D 群　　　　　　　E. E 群

11. 亚急性细菌性心内膜炎常见的病原体是
    A. 立克次体　　　　B. 衣原体　　　　C. 金黄色葡萄球菌
    D. 甲型溶血性链球菌　　E. 乙型溶血性链球菌
12. 菊糖发酵试验可用来鉴别
    A. 炭疽杆菌和枯草杆菌　　　　B. 布氏杆菌和霍乱弧菌
    C. 伤寒杆菌和副伤寒杆菌　　　　D. 百日咳杆菌和流感杆菌
    E. 肺炎球菌和甲型溶血性链球菌
13. 能产生自溶酶的细菌是
    A. 铜绿假单胞菌　　B. 变形杆菌　　C. 痢疾杆菌
    D. 脑膜炎球菌　　　E. 霍乱弧菌
14. 流脑流行期间,预防儿童脑膜炎球菌感染可口服
    A. 氯霉素　　　　B. 磺胺药　　　　C. 链霉素
    D. 庆大霉素　　　E. 克林霉素
15. 培养脑膜炎球菌常用的培养基是
    A. 罗氏培养基　　B. 柯氏培养基　　C. 巧克力制成的培养基
    D. 沙保培养基　　E. 巧克力(色)血平板
16. 关于脑膜炎球菌的感染,错误的
    A. 主要经飞沫传染　　B. 引起菌血症　　C. 6个月内婴儿易感
    D. 主要是内毒素致病　　E. 感染可用磺胺类药物预防
17. 对低温敏感的细菌是
    A. 肺炎球菌　　　B. 伤寒杆菌　　　C. 破伤风杆菌
    D. 脑膜炎球菌　　E. 链球菌
18. 以下叙述正确的是
    A. 人是淋球菌唯一宿主　　　　B. 淋球菌为 G⁺菌
    C. 淋球菌感染主要经呼吸道传播　　D. 淋球菌可产生自溶酶
    E. 有毒株无菌毛
19. 金黄色葡萄球菌一般不引起
    A. 败血症　　　B. 毛囊炎　　　C. 食物中毒
    D. 假膜性肠炎　E. 风湿热
20. 下列无芽孢的细菌中,抵抗力最强的是
    A. 乙型溶血性链球菌　　B. 金黄色葡萄球菌　　C. 淋球菌
    D. 肺炎球菌　　　　　　E. 脑膜炎球菌
21. 肺炎球菌的主要致病物质是
    A. 透明质酸酶　　B. 溶血毒素　　C. 普通菌毛
    D. 荚膜　　　　　E. 外毒素
22. 链球菌感染引起猩红热的致病物质是
    A. 透明质酸酶　　B. 溶血毒素　　C. 致热外毒素
    D. M 蛋白　　　　E. 肠毒素
23. 链球菌的培养特性突出表现在

A. 菌落大小　　　B. 菌落颜色　　　C. 菌落形状
D. 营养要求高　　E. 有溶血环

24. 链球菌感染引起肾小球肾炎的致病因素是
A. 透明质酸酶　　B. 链球菌溶血毒素　　C. 杀白细胞素
D. M 蛋白　　　　E. 致热外毒素

(五) 简答题

1. 简述葡萄球菌的分类及意义。
2. 简述金黄色葡萄球菌的致病物质及所致疾病。
3. 简述链球菌的分类依据及意义。
4. 简述 A 群链球菌的致病物质与所致疾病类型。

四、习题参考答案

(一) 名词解释

1. 是葡萄球菌细胞壁的一种表面蛋白（单链多肽），能与人及某些哺乳类动物的 IgG 分子的 Fc 段发生非特异性结合，SPA 与 IgG 结合后的复合物具有抗吞噬、促细胞分裂、致超敏反应和损伤血小板等活性。

2. 是含有 -SH 的蛋白质，具有免疫原性，对 O_2 敏感，遇 O_2 时，-SH 基被氧化为 -SS 基而失去溶血活性，若加入还原剂，溶血作用可以逆转。主要对红细胞、中性粒细胞有破坏作用。可刺激机体产生 SLO 抗体。

3. 假膜性肠炎是指长期使用广谱抗生素后，肠道内正常菌群被抑制或杀灭，耐药的葡萄球菌、艰难梭菌等趁机繁殖并产生肠毒素，引起以腹泻为主的临床症状，其本质是菌群失调性肠炎。

4. 血浆凝固酶是使含有抗凝剂的人或兔血浆发生凝固的酶类物质，葡萄球菌致病株大多数能产生此酶，是鉴别葡萄球菌有无致病性的重要指标。

5. 扩散因子又称透明质酸酶，是链球菌产生的侵袭性酶，能分解细胞间质的透明质酸，使组织变得疏松，利于细菌在组织中扩散。

6. 杀白细胞素是金葡菌产生的一种致病物质，能杀死多种动物的白细胞，导致中性粒细胞和巨噬细胞死亡，从而增强细菌的致病性。

7. M 蛋白是链球菌细胞壁的一种蛋白质，具有抗吞噬作用，具有较强的免疫原性，在特定条件下，M 蛋白与相应抗体结合形成免疫复合物，可引起急性肾小球肾炎。

8. 猩红热是链球菌感染引起的儿童急性呼吸道传染病，致病物质为致热外毒素。

9. 风湿热是链球菌感染引起的超敏反应性疾病，临床表现为心脏炎和关节炎。

(二) 填空题

1. 葡萄球菌
2. IgG　Fc 段
3. 金黄色　表皮　腐生
4. 溶血现象　抗原结构
5. 化脓性　中毒性　超敏反应性
6. 自溶酶　胆汁或胆盐

7. 脑膜炎球菌 淋球菌

8. 很弱 干燥 热 寒冷

9. 菌毛 荚膜 内毒素

10. 淋球菌 1% AgNO₃

(三) 判断题

1. × 2. √ 3. × 4. × 5. ×

(四) 选择题

1. A 2. D 3. B 4. B 5. B 6. A 7. B 8. E 9. A 10. A 11. D 12. E 13. D
14. B 15. E 16. C 17. D 18. A 19. E 20. B 21. D 22. C 23. D 24. D

(五) 简答题

1. 根据色素和生化反应不同分为金黄色葡萄球菌、表皮葡萄球菌和腐生葡萄球菌三种。其中金黄色葡萄球菌多为致病菌，表皮葡萄球菌偶可致病，腐生葡萄球菌一般不致病。

2. 致病物质主要有血浆凝固酶、葡萄球菌溶血素、杀白细胞素、肠毒素、表皮剥脱毒素和毒性休克综合征毒素等。所致疾病包括化脓性感染和毒素性疾病。化脓性感染有局部感染和全身感染，如：疖、伤口化脓、肺炎、中耳炎、败血症等。毒素性疾病有食物中毒、假膜性肠炎、烫伤样皮肤综合症、毒性休克综合症。

3. 根据溶血现象分为甲型溶血性链球菌、乙型溶血性链球菌和丙型链球菌。其中乙型溶血性链球菌致病力强，甲型溶血性链球菌多为条件致病菌，丙型链球菌一般不致病。根据多糖抗原不同分为20个血清群，对人致病的90%属于A群。

4. 致病物质有：①菌体表面物质，如M蛋白；②毒素，有链球菌溶血素、致热外毒素；③酶类，有透明质酸酶、链激酶和链道酶。所致疾病分为化脓性感染、猩红热和超敏反应性疾病。

五、案例分析

案例 15 - 1

患儿，女，11 岁，因发热、眼睑水肿、血尿 3 天入院。入院 3 周前患儿发热、咽痛，曾口服感冒药 3 天。查体：体温 39℃。实验室检查：尿红细胞 + + +，颗粒管型 3~5 个/高倍视野，ASO 抗体 800 单位（升高）。诊断：急性肾小球肾炎。

问题 1　说明本病的病原体、发病机制及诊断依据。

问题 2　简要说明其预防措施。

案例 15 - 2

患者王某，女，25 岁。以外阴瘙痒、尿频、尿急、尿痛、阴道分泌物多为主诉就诊。查体：阴道前庭及宫颈黏膜充血、水肿，宫颈口糜烂，阴道内见黄白色脓性分泌物，尿道口有脓性分泌物流出。宫颈分泌物涂片及染色，见大量多形核白细胞，细胞内见革兰阴性双球菌，宫颈分泌物 PCR 显示淋病奈瑟菌阳性。

问题 1　请为该患者做出正确诊断，并说明诊断依据。

问题 2　该病应如何预防？

案例 15 - 3

患儿，男，3 岁 1 个月，因高热、嗜睡、频繁呕吐、烦躁不安入院。查体：体温

40.1℃，脉搏148次/分，呼吸46次/分。发育正常，营养中等，精神萎靡，皮肤黏膜可见1~1.5cm大小不等紫红色斑点及瘀斑；听诊心脏未闻杂音，两肺未闻及干、湿啰音，有颈项强直、凯尔尼格征及布鲁津斯基征等脑膜刺激征。实验室检查：白细胞计数$20×10^9/L$，中性粒细胞85.2%。脑脊液检查：颅压升高，脑脊液外观浑浊，白细胞计数$1000×10^6/L$、以多核细胞增高为主，脑膜炎球菌培养阳性。诊断为流行性脑脊髓膜炎。入院后经用青霉素、氯霉素及对症治疗3天病情好转，第10天患儿痊愈出院。

问题1　说明本病的病原体、传播途径及诊断依据。

问题2　简要说明其预防措施。

案例解析

案例15-1

问题1　该病最可能的病原体是A群链球菌，依据：发病前3周有上呼吸道感染史，链球菌细胞壁的M蛋白，具有较强的免疫原性，通过Ⅱ、Ⅲ型超敏反应（主要是Ⅲ型），造成肾小球基底膜损伤，引起肾小球肾炎，以血尿、水肿为主要症状。兼之必要的实验室检查，尤其是抗链球菌溶血素"O"抗体（ASO）升高，均提示为链球菌感染。

问题2　急性肾小球肾炎是A群链球菌感染引起的超敏反应性疾病，该菌经飞沫传播，所以该病的发生与初期链球菌引起的上呼吸道感染密切相关，所以及时治愈链球菌引起的上呼吸道感染是预防本病的关键。

案例15-2

问题1　诊断为淋病，是淋病奈瑟菌感染引起的泌尿生殖系统的化脓性感染。诊断依据：典型的尿路感染症状及大量脓性分泌物；脓性分泌物涂片革兰染色是病原学诊断的重要依据；此外宫颈分泌物PCR显示淋病奈瑟菌阳性。

问题2　淋病是一种常见的性病，在我国有着很高的感染人群，对人体危害很大，已成为严重的公共卫生问题。淋病没有疫苗，所以预防淋病重在加强防治知识的宣传，树立符合社会原则的性道德观，提高自我防护意识。同时要注意个人卫生及消毒隔离，采取安全的性行为等预防措施。

案例15-3

问题1　该病是由脑膜炎奈瑟菌引起的急性化脓性脑膜炎。本病全年均可发生，但有明显的季节性，多发生在11月至次年5月，3月至4月为高峰。该病菌经呼吸道传播，带菌者和患者是其传染源。人群普遍易感，其中儿童发病率高，以5岁以下儿童尤其是6个月到2岁的婴幼儿发病率最高。诊断可依据临床症状，血常规和脑脊液检查以及细菌培养。

问题2　对儿童接种流脑A和C群二价或A、C、YW135群4价混合脑膜炎荚膜多糖疫苗，进行特异性预防。

（陈瑞玲）

第十六章 肠道杆菌

一、目标要求

1. 能叙述大肠埃希菌、痢疾志贺菌和伤寒沙门菌的致病性。
2. 熟知肠道杆菌的共同生物学特性和大肠埃希菌卫生细菌学检查的意义。
3. 能说出肠道杆菌的免疫性和微生物学检查。

二、知识要点

1. 共同特征
   - 培养特性：营养要求不高，常用肠道鉴别培养基
   - 生化反应：活泼，利用乳糖发酵试验可初步鉴别肠道杆菌有无致病性
   - 抗原结构：复杂，有菌体抗原、鞭毛抗原、荚膜或包膜抗原等

2. 埃希菌属
   - 生物学性状
     - 形态与染色：多数有周鞭毛，致病菌有菌毛
     - 培养特性：在肠道鉴别培养基上形成有色菌落
     - 抵抗力：较其他肠道杆菌强
   - 致病性
     - 致病物质：菌毛、肠毒素、内毒素等
     - 所致疾病：肠道外感染（泌尿系统感染、败血症、新生儿脑膜炎），肠道感染（急性腹泻）
   - 微生物学检查：分离培养和鉴定，卫生细菌学检查

3. 志贺菌属
   - 生物学性状
     - 形态与染色：革兰染色阴性，无鞭毛，多数有菌毛
     - 培养特性：在肠道鉴别培养基上形成无色菌落
     - 分类：据O抗原和生化反应不同分为四群（痢疾志贺菌、福氏志贺菌、鲍氏志贺菌、宋内志贺菌）
     - 抵抗力：较其他肠道杆菌弱
   - 致病性
     - 致病物质：菌毛、内毒素、外毒素
     - 所致疾病：细菌性痢疾（急性菌痢、中毒性菌痢、慢性菌痢）
   - 微生物学检查：分离培养和鉴定，快速诊断

4. 沙门菌属
  - 生物学性状
    - 形态与染色：革兰染色阴性，多数有周鞭毛，多数有菌毛
    - 培养特性：在肠道鉴别培养基上形成无色菌落
    - 抗原结构：主要有O抗原和H抗原，少数菌株还有Vi抗原
    - 抵抗力：不强
  - 致病性与免疫性
    - 致病物质：侵袭力、内毒素、肠毒素
    - 所致疾病：肠热症、急性胃肠炎、败血症
    - 免疫性：肠热症以细胞免疫为主，病愈后免疫力牢固
  - 微生物学检查
    - 细菌分离和鉴定：肠热症患者在不同病程采取不同标本
    - 快速诊断
    - 血清学试验：肥达试验
  - 防治原则：口服减毒活疫苗预防，治疗肠热症首选氯霉素

三、习题

（一）名词解释

1. 肥达试验 2. 迁徙生长现象 3. 中毒性菌痢 4. 肠热症 5. 伤寒带菌者

（二）填空题

1. 肠道杆菌是一群生物学性状近似的革兰染色＿＿＿＿＿＿＿无芽孢杆菌，常寄居于人或动物的＿＿＿＿＿＿＿内，可随＿＿＿＿＿＿＿排出体外。

2. 大多数肠道杆菌是肠道＿＿＿＿＿＿＿＿＿的成员，在特定条件下也可引起疾病，故也称＿＿＿＿＿＿＿＿＿。

3. ＿＿＿＿＿＿＿试验在初步鉴别肠杆菌科中致病菌和非致病菌有重要价值，一般非致病菌能分解＿＿＿＿＿＿＿，而致病菌多数＿＿＿＿＿＿＿。

4. 肠道杆菌的抗原构造主要有＿＿＿＿＿＿＿、＿＿＿＿＿＿＿和荚膜抗原。

5. 痢疾杆菌引起的细菌性痢疾有＿＿＿＿＿＿＿、＿＿＿＿＿＿＿和＿＿＿＿＿＿＿3型。

6. 大肠埃希菌某些血清型可引起人类腹泻，根据其致病机制不同，主要有5种类型，分别是＿＿＿＿＿＿＿、＿＿＿＿＿＿＿、＿＿＿＿＿＿＿、＿＿＿＿＿＿＿和＿＿＿＿＿＿＿。

7. 志贺菌主要致病物质是＿＿＿＿＿＿＿、＿＿＿＿＿＿＿，有的菌株尚产生＿＿＿＿＿＿＿。

8. 人类沙门菌感染有以下类型：即＿＿＿＿＿＿＿、＿＿＿＿＿＿＿、＿＿＿＿＿＿＿。

9. 伤寒带菌者的检出，可用血清学方法检测可疑者＿＿＿＿＿＿＿效价。

10. 变形杆菌在固体培养基上有＿＿＿＿＿＿＿现象。能迅速分解＿＿＿＿＿＿＿，是该菌属的一个重要特征。

（三）选择题

A型题

1. 关于肠杆菌科的论述，不正确的是

   A. 所有肠道杆菌都不形成芽孢

   B. 肠道杆菌均为G⁻杆菌

   C. 肠道杆菌中致病菌一般可分解乳糖

   D. 肠道杆菌中非致病菌一般可分解乳糖

   E. 肠道杆菌中少数致病菌可迟缓分解乳糖

2. 大肠埃希菌 IMViC（靛基质、甲基红、乙二酰及柠檬酸盐利用试验）结果应是
   A. ＋、－、＋、－   B. －、＋、－、＋   C. ＋、＋、－、－
   D. －、－、＋、＋   E. ＋、－、－、－

3. 能产生外毒素的志贺菌是
   A. 痢疾志贺菌   B. 福氏志贺菌   C. 鲍氏志贺菌
   D. 宋氏志贺菌   E. 以上都不是

4. 伤寒杆菌 Vi 抗原变异属于
   A. 毒力变异   B. 耐药性变异   C. 菌落变异
   D. 形态变异   E. 对外界抵抗力变异

5. 与立克次体有共同抗原的肠道杆菌是
   A. 沙门菌的某些菌株   B. 志贺菌的某些菌株
   C. 埃希菌的某些菌株   D. 变形杆菌的某些菌株
   E. 克雷伯菌的某些菌株

6. 机体抗伤寒的免疫主要依赖于
   A. 体液免疫   B. 补体的作用   C. 中性粒细胞的吞噬作用
   D. 抗生素的使用   E. 细胞免疫

7. 肠热症患者发病 1 周，检出伤寒沙门菌阳性率最高的方法是
   A. 尿培养   B. 血培养   C. 粪便培养
   D. 痰培养   E. 胆汁培养

8. 肠热症并发症之一是肠穿孔，其原因是
   A. 细菌的直接作用   B. 肠梗阻所致
   C. 肠壁淋巴组织发生超敏反应   D. 毒素的直接作用
   E. 胃酸过多所致

9. 下列细菌中，无动力的菌属是
   A. 沙门菌属   B. 弧菌属   C. 大肠埃希菌属
   D. 变形杆菌属   E. 志贺菌属

10. 关于志贺菌抗原结构与分类的叙述，下列哪项是错误的
    A. K 抗原无分类学意义   B. O 抗原是分类的依据
    C. O 抗原有群特异性和型特异性两种   D. H 抗原是分类的指标之一
    E. 志贺菌属可分为 4 群 40 多个血清型

11. 肠道杆菌的微生物学检查中，下列哪项无意义
    A. 生化反应   B. 血清学反应   C. 细菌分离培养
    D. 形态学检查   E. 动力观察

12. 卫生细菌学检查的主要细菌是
    A. 伤寒沙门菌   B. 霍乱弧菌   C. 大肠埃希菌
    D. 变形杆菌   E. 痢疾志贺菌

13. 大肠埃希菌常见的肠道外感染是
    A. 腹泻   B. 痢疾   C. 呼吸系统感染
    D. 泌尿系统感染   E. 中枢神经系统感染

14. 中毒性菌痢的突出表现是
    A. 严重腹泻　　　　　　B. 剧烈咳嗽　　　　　　C. 便血
    D. 高热　　　　　　　　E. 脱水
15. 痢疾杆菌的主要致病物质是
    A. 侵袭性酶　　　　　　B. 外毒素　　　　　　　C. 内毒素
    D. 芽孢　　　　　　　　E. 鞭毛
16. 伤寒沙门菌感染最常见的疾病是
    A. 伤寒　　　　　　　　B. 副伤寒　　　　　　　C. 败血症
    D. 毒血症　　　　　　　E. 食物中毒

（四）简答题
1. 简述沙门菌属的致病物质与致病类型。
2. 简述志贺菌属的致病物质及其作用机制。

四、习题参考答案

（一）名词解释

1. 用已知伤寒沙门菌 O 抗原和 H 抗原，以及甲型副伤寒沙门菌、肖沙门菌、希沙门菌的 H 抗原与受检血清作凝集试验，测定受检血清中有无相应抗体及其含量。协助诊断伤寒、副伤寒。

2. 变形杆菌在固体培养基上呈扩散性生长，形成以接种部位为中心的厚薄交替、同心圆型的波纹状菌苔，这种现象称为迁徙生长现象。

3. 中毒性菌痢多见于小儿，发病急常无明显的消化道症状，而以全身中毒症状为主，以高热、休克、中毒性脑病为主要表现，死亡率较高。

4. 由伤寒沙门菌、甲乙副伤寒沙门菌感染引起的肠道传染病，称为伤寒与副伤寒。

5. 指肠热症患者愈后仍可自粪便继续排菌长达 1 年或更长时间，是重要的传染源。

（二）填空题

1. 阴性　肠道　粪便
2. 正常菌群　条件致病菌
3. 乳糖发酵　乳糖　不能分解乳糖
4. O 抗原　H 抗原
5. 急性菌痢　慢性菌痢　中毒性菌痢
6. 肠产毒性大肠埃希菌　肠致病性大肠埃希菌　肠侵袭性大肠埃希菌　肠出血性大肠埃希菌　肠凝聚性大肠埃希菌
7. 侵袭力　内毒素　外毒素
8. 肠热症　急性胃肠炎（食物中毒）　败血症
9. Vi 抗体
10. 迁徙生长　尿素

（三）选择题

1. C　2. C　3. A　4. A　5. D　6. E　7. B　8. C　9. E　10. D　11. D　12. C　13. D
14. D　15. C　16. E

(四) 简答题

1. 沙门菌属的致病物质有内毒素，并有一定的侵袭力，个别菌产生外毒素。人类沙门菌感染有以下类型：肠热症（伤寒或副伤寒）、急性胃肠炎（食物中毒）、败血症。

2. 志贺菌属的致病物质有菌毛、内毒素和外毒素。

（1）菌毛　能黏附在回肠末端和结肠黏膜上皮细胞表面，继而穿入上皮细胞在黏膜固有层生长繁殖并形成感染灶，引起局部炎症反应。

（2）内毒素　志贺菌属所有菌株都产生内毒素。内毒素直接破坏肠黏膜，可形成炎症、溃疡、出血、呈现典型的脓血黏液便。内毒素还能作用于肠壁植物神经系统，使肠功能发生紊乱，肠蠕动失调和痉挛，尤其直肠括约肌痉挛明显，而出现腹痛、腹泻、里急后重等症状。内毒素使肠黏膜通透性增高，进一步促进对内毒素的吸收，形成内毒素血症，引起发热、神志障碍，甚至中毒性休克等。

（3）外毒素　A群志贺菌Ⅰ型和Ⅱ型能产生外毒素，称为志贺毒素。具有肠毒性、细胞毒性和神经毒性等生物活性，引起水样腹泻、细胞坏死和神经麻痹等。

五、案例分析

患者王某，男，26岁，急性腹痛2天，每日脓血便10余次，有明显里急后重感，肠鸣音亢进，体温38℃，血压正常，粪检未见阿米巴原虫。

问题　该病例初步诊断为哪种疾病，明确诊断还需做哪项检查？目前其快速诊断方法有哪些？

> **案例解析**
>
> 　　根据典型的临床症状——腹痛、腹泻、里急后重、脓血黏液便，可做初步诊断，明确诊断需要做病原学检查，即粪便培养，检测到痢疾志贺菌。目前其快速诊断方法可采用免疫荧光菌球法、协同凝集反应、乳胶凝集反应及采用PCR技术或基因探针检测特异性大质粒等。

（朱凤林）

第十七章　弧菌属与弯曲菌属

一、目标要求

1. 熟知霍乱弧菌的生物学性状、致病物质和所致疾病。
2. 能说出霍乱弧菌的微生物学检查方法、防治原则及幽门螺杆菌的主要性状和危害。

二、知识要点

1. 霍乱弧菌
   - 生物学性状
     - 形态与染色：弧或逗点状，革兰阴性，有单鞭毛
     - 培养特性：兼性厌氧，营养要求不高，耐碱不耐酸
   - 致病性与免疫性
     - 致病物质：鞭毛、菌毛、霍乱肠毒素
     - 所致疾病：霍乱，表现为剧烈腹泻及呕吐，严重失水，酸中毒，最终可因衰竭、休克而死亡
     - 免疫性：病后可获得牢固免疫力，再感染者少见
   - 微生物学检查
     - 直接涂片镜检：悬滴法检查呈鱼群状排列，运动活泼
     - 分离培养与鉴定：常用分离培养基为碱性琼脂平板
   - 防治原则：治疗霍乱的关键是及时补充液体和电解质，并同时应用抗生素进行治疗

2. 副溶血性弧菌：形态、染色性与霍乱弧菌相似，但又可呈杆状和丝状等多种形态；在含 3.5% NaCl 的培养基中生长很好，故称嗜盐菌，是试验鉴别的一个指标；主要存在于海产品中，所致的疾病是食物中毒。

3. 幽门螺杆菌：形态呈 S 形、弧形和海鸥状，具端鞭毛；生化反应特点是尿素酶阳性，产大量尿素酶与其致病性也有关；目前认为该菌与慢性胃炎及胃、十二指肠溃疡有密切关系。

三、习题

（一）名词解释

霍乱肠毒素

（二）填空题

1. 人是霍乱弧菌的_____，主要通过污染的_____或_____经口传播。
2. 治疗霍乱的关键是_____，并同时应用_____进行治疗。
3. 幽门螺杆菌形态似____状，目前认为与人类的_____、_____等疾病有关。

（三）选择题

A 型题

1. 关于霍乱弧菌的叙述，错误的是

A. 菌体短小弯曲成弧形

B. 革兰染色阴性

C. 一端单鞭毛，运动活跃

D. 营养要求高，在普通培养基不能生长

E. 生长繁殖耐碱不耐酸

2. 霍乱弧菌最重要的致病物质是

A. 菌毛 B. 鞭毛 C. 霍乱肠毒素

D. 内毒素 E. 荚膜

3. 目前认为引起霍乱的病原菌除了 O1 血清群外，另一重要的病原菌是

A. O138 血清群 B. O139 血清群 C. O155 血清群

D. O111 血清群 E. O157 血清群

4. 一男性患者，剧烈腹泻米泔水样便伴呕吐 1 天。无腹痛，无里急后重。查体：皮肤干燥，眼窝内陷。血压 80/60mmHg。初步诊断应首先进行下列何种检查

A. 便常规

B. 尿常规

C. 取粪便标本立即进行直接悬滴检查

D. 取耳血立即进行直接悬滴检查

E. 碱性蛋白胨水接种

（四）简答题

简述霍乱弧菌的致病过程。

四、习题参考答案

（一）名词解释

是霍乱弧菌的主要致病物质。为不耐热外毒素，能作用于腺苷酸环化酶，使 ATP 转化为 cAMP，促进肠黏膜细胞的分泌功能，导致肠液大量分泌，可引起严重的腹泻和呕吐。

（二）填空题

1. 唯一易感者 水 食物

2. 及时补充液体和电解质 抗生素

3. 海鸥 慢性胃炎 胃及十二指肠溃疡

（三）选择题

1. D 2. C 3. B 4. C

（四）简答题

弧菌经口感染，到达小肠，靠鞭毛的运动，穿过黏液层靠菌毛等黏附于肠黏膜，迅速繁殖产生毒素。弧菌本身并不侵入肠上皮细胞，也不入血流，而是肠毒素作用于肠黏膜细胞，使其分泌功能增强，排出大量液体和电解质，导致剧烈的呕吐和腹泻。其结果是患者严重失水、电解质失调、外周循环衰竭和代谢性酸中毒等，最终可因肾衰、休克而死亡。

五、案例分析

患者女性，50 岁，因在朋友生日宴会进食了甲鱼、海虾等海产品，一日后开始出现腹

泻、呕吐，次日腹泻呕吐加剧，每日大便数次至数10次，最严重时每小时失水高达1L，排出物为米泔水养，遂到医院就诊。体格检查：腹部无明显疼痛，体温38.5℃，脉搏87次/分，呼吸222次/分，血压90/60mmHg，神志清醒，急性面容，精神差，脸色苍白，巩膜、全身皮肤无黄染。粪便及呕吐物检查：镜下可见鱼群状排列穿梭状运动的弧菌。临床诊断：霍乱

问题1 诊断依据是什么？镜下有助于诊断的细菌的形态是怎样的？

问题2 为明确诊断还需做哪些微生物学检查？

案例解析

问题1 霍乱是由霍乱弧菌感染所引起的肠道传染病，主要致病物质为霍乱肠毒素，患者剧烈吐泻，米泔水样粪便，均由霍乱肠毒素所致。霍乱弧菌为单鞭毛，运动活泼，故粪便及呕吐物检查：镜下可见鱼群状排列穿梭状运动的弧菌，即可初步确诊。

问题2 为进一步明确诊断还需取腹泻粪便或肛拭子，将标本接种于碱性蛋白胨水中，37℃增菌6~8小时，划线接种在TCBS选择培养基中（弧菌选择琼脂），根据菌落形态学特点和生化反应特性，确诊霍乱弧菌，最后做血清型鉴定。

（孙凤娥）

第十八章 厌氧性细菌

一、目标要求

1. 能叙述破伤风梭菌致病性和防治原则。
2. 熟知破伤风梭菌、产气荚膜梭菌和肉毒梭菌的主要生物学性状和致病性。

二、知识要点

1. 破伤风梭菌
   - 生物学性状
     - 形态与染色：革兰阳性细长杆菌，芽孢鼓槌状，有周鞭毛
     - 培养特性：专性厌氧，营养要求不高，菌落"棉籽状"
     - 抵抗力：芽孢抵抗力强，繁殖体对青霉素敏感
   - 致病性与免疫性
     - 致病条件：伤口要具备厌氧环境
     - 致病物质：破伤风痉挛毒素
     - 所致疾病：破伤风，表现为肌肉强直性痉挛
     - 免疫性：为抗毒素免疫，病后不会获得牢固免疫力
   - 防治原则：接种破伤风类毒素进行人工主动免疫，注射破伤风抗毒素进行紧急预防或特异性治疗

2. 产气荚膜梭菌
   - 生物学性状
     - 形态与染色：革兰阳性粗大杆菌，芽孢椭圆形，有荚膜
     - 培养特性：专性厌氧，血平板上出现双层溶血环；牛乳培养基中出现"汹涌发酵"现象
   - 致病性
     - 致病物质：多种侵袭性酶和外毒素
     - 所致疾病：气性坏疽、食物中毒、坏死性肠炎

3. 肉毒梭菌
   - 生物学性状
     - 形态与染色：革兰阳性粗大杆菌，芽孢网球拍状，有周鞭毛
     - 培养特性：严格厌氧，营养要求不高
     - 抵抗力：芽孢耐热，肉毒毒素不耐热，较耐酸
   - 致病性
     - 致病物质：肉毒毒素，是已知最剧烈的毒物
     - 所致疾病：食物中毒，出现独特的神经中毒症状

三、习题

（一）名词解释

1. 厌氧性细菌 2. 气性坏疽 3. 肉毒毒素

（二）填空题

1. 厌氧芽孢杆菌主要包括_____、_____和_____。
2. 破伤风梭菌在土壤中以_____形式而长期存活，主要经_____感染，其感染条件是伤口要具备_____，致病物质主要是_____。

3. 肉毒梭菌的致病物质是_____，其毒性比氰化钾还强_____倍。

（三）选择题

A 型题

1. 一旦因铁钉深刺足底造成外伤送医院急诊时，首先考虑注射
   A. 破伤风疫苗　　　　B. 破伤风抗毒素　　　C. 丙种球蛋白
   D. 破伤风类毒素　　　E. 百白破三联疫苗

2. 下列哪一种细菌引起的食物中毒不表现出胃肠症状
   A. 产气荚膜梭菌　　　B. 沙门菌　　　　　　C. 肉毒梭菌
   D. 副溶血性弧菌　　　E. 金黄色葡萄球菌

3. 破伤风抗毒素治疗破伤风的机制是
   A. 中和与神经细胞结合的外毒素　　　B. 减轻临床症状
   C. 中和游离的外毒素　　　　　　　　D. 抑制破伤风杆菌生长
   E. 在补体参与下溶解破坏破伤风杆菌

4. 破伤风的诊断依据主要是
   A. 伤口处检测破伤风杆菌　　　　　　B. 血液中检测痉挛毒素
   C. 血液中检测细菌　　　　　　　　　D. 伤口处检测痉挛毒素
   E. 病史和临床症状

5. 肉毒毒素的性质是
   A. 肠毒素　　　　　　B. 嗜神经毒素　　　　C. 细胞毒素
   D. 痉挛毒素　　　　　E. 溶血毒素

6. 人体肠道正常菌群中占 99% 以上的细菌是
   A. 白色念珠菌　　　　B. 金黄色葡萄球菌　　C. 变形杆菌
   D. 大肠埃希菌　　　　E. 无芽孢厌氧菌

7. 能迅速分解糖类产生大量气体的是
   A. 产气荚膜梭菌　　　B. 伤寒沙门菌　　　　C. 肉毒梭菌
   D. 霍乱弧菌　　　　　E. 金黄色葡萄球菌

8. 食用哪种食物易引起肉毒毒素中毒
   A. 腐败的蔬菜　　　　B. 发霉的粮食　　　　C. 变质的肉罐头
   D. 不新鲜的海产品　　E. 咸菜

9. 肉毒毒素所致的食物中毒表现为
   A. 胃肠炎症状　　　　B. 肌肉麻痹症状　　　C. 肌肉痉挛症状
   D. 脑膜炎症状　　　　E. 腹膜炎症状

10. 有芽孢厌氧菌主要引起的感染是
    A. 外源性感染　　　　B. 内源性感染　　　　C. 隐性感染
    D. 潜伏感染　　　　　E. 带菌状态

11. 无芽孢厌氧菌引起的感染是
    A. 外源性感染　　　　B. 内源性感染　　　　C. 隐性感染
    D. 潜伏感染　　　　　E. 带菌状态

(四) 简答题

1. 简述破伤风梭菌的致病条件。
2. 简述破伤风的防治原则。

四、习题参考答案

(一) 名词解释

1. 厌氧性细菌是一大群专性厌氧，必须在无氧环境下才能生长的细菌。
2. 气性坏疽是严重的创伤感染性疾病，以局部组织坏死、气肿、水肿、恶臭、剧痛和全身中毒为特征，主要是产气荚膜梭菌感染所致。
3. 肉毒毒素是肉毒杆菌产生的外毒素，是一种嗜神经毒素，毒性强，是目前已知的最剧毒的生物毒素。经肠道吸收后进入血液，作用于脑神经核、神经接头处以及自主神经末梢，阻止乙酰胆碱的释放，妨碍神经冲动的传递而引起肌肉松弛性麻痹。

(二) 填空题

1. 破伤风梭菌　产气荚膜梭菌　肉毒梭菌
2. 芽孢　创伤伤口　厌氧环境　破伤风痉挛毒素
3. 肉毒毒素　10 000

(三) 选择题

1. B　2. C　3. C　4. E　5. B　6. E　7. A　8. C　9. B　10. A　11. B

(四) 简答题

1. 重要条件是伤口的厌氧微环境，如窄而深的伤口（如刺伤），同时有需氧菌或兼性厌氧菌的混合感染，或大面积创伤、烧伤、坏死组织多而造成局部缺血、缺氧。

2. （1）正确处理伤口，及早彻底清创，防止厌氧微环境的形成。

   （2）特异性预防　①人工主动免疫：对儿童、军人和其他易受外伤的人群用类毒素作主动免疫。②人工被动免疫：破伤风抗毒素作为紧急预防或特异治疗，注射前作皮试。

五、案例分析

案例 18-1

王某，男，48 岁。主诉：口齿不利，下肢无力，行走困难。患者 3 周前在田间劳动，右手拇指指腹部不慎被农具扎伤，自行包扎。2 周后突然张嘴后感觉下颌关节不利，疑似下颌关节脱臼，附近就医未能凑效，曾在一诊所肌内注射青霉素（用量不详），此后下肢走路不稳，病情加重，前来就诊。查体：体温 36.5℃，脉搏 96 次/分，呼吸 20 次/分，血压 120/80mmHg。一般情况差，神志清楚，精神稍疲，步行入院，被动姿态，苦笑面容，口角稍下垂，牙关紧闭，张口困难，怕光，厌声响。

问题：请明确该病的诊断及其病因，并简要说明其治疗原则。

案例 18-2

患者李某，男，13 岁，因 3 天来头疼、发热，走路步态不稳入院。查体：患者体温 39.1℃，患化脓性中耳炎已 6 年多，患者偶有抽搐症状和轻微意识障碍。辅助检查：白细胞 $>10\times10^9$/L，分类正常。CT 所见：平扫有多处呈圆形或不规则形的低密度影，伴有水肿，多位于大脑皮质及皮质下区。诊断：脑脓肿（多发）。

问题：说出该患者的感染途径并分析可能的致病菌是哪类？简单说说该病应与哪些疾病做鉴别诊断。

案例解析

案例 18-1

该病诊断为破伤风，根据外伤史及典型症状即可诊断。患者 3 周前有外伤史，破伤风杆菌从伤口入侵，并在局部繁殖，产生的外毒素进入血液循环，作用于脊髓前角运动细胞，阻断抑制性神经冲动的传递，引起骨骼肌强制性痉挛，出现破伤风典型的临床表现。治疗原则：应用青霉素加破伤风抗毒素（TAT），青霉素抑制扎伤伤口局部的细菌，TAT 可以中和血液中游离的外毒素，以减轻或控制发病。

案例 18-2

该病例主要是因化脓性中耳炎的病原菌向颅内蔓延，机体抵抗力下降时侵入血供丰富的皮质和皮质下区，形成脓肿，造成局灶性损伤或刺激，其致病菌主要是无芽孢厌氧菌。有报道称脑脓肿与免疫功能缺陷有关，该患者年龄较小，可能与免疫机制尚不完善有关。多发脓肿，即脓肿数目增多，可能与早期诊断不明，应用激素后炎症不易局限有关。该病应与脑部囊性肿瘤做鉴别。

（孙凤娥）

第十九章　分枝杆菌属

一、目标要求

1. 能叙述结核分枝杆菌的主要生物学性状、致病性及防治原则。
2. 知道结核分枝杆菌的微生物学检查、结核菌素试验以及麻风分枝杆菌的致病性。

二、知识要点

1. 结核分枝杆菌
   - 生物学性状
     - 形态与染色：细长微弯、有的呈分枝状，抗酸染色呈红色
     - 培养特性：专性需氧、常用罗氏培养基，生长缓慢，培养两周后才形成肉眼可见的米黄色菜花状菌落
     - 抵抗力：对酸、碱、干燥抵抗力较强，但对湿热、乙醇等消毒剂较敏感，对抗结核药容易产生耐药性
   - 致病性与免疫性
     - 致病物质：脂质、蛋白质、荚膜
     - 所致疾病：感染、肺结核
     - 免疫性：以细胞免疫为主，属有菌免疫
   - 防治原则
     - 预防：接种卡介苗
     - 治疗：联合用药可增加疗效且能减少耐药菌株的产生

2. 麻风分枝杆菌：主要通过接触传染，经破损皮肤、黏膜进入人体，也可经呼吸道感染，引起麻风病。

三、习题

（一）名词解释

1. 抗酸杆菌　2. 卡介苗（BCG）

（二）填空题

1. 结核分枝杆菌常用_____染色，呈_____色。对人有致病性的结核分枝杆菌主要有_____和_____。分离培养结核分枝杆菌常用_____培养基，形成菌落需_____时间。

2. 最常见的结核病为_____。预防结核病可接种_____。抗结核免疫以_____免疫为主，亦称_____。结核菌素试验所用的试剂有_____和_____两种。

3. 麻风分枝杆菌主要经_____与_____传播。麻风病的临床病理表现分为_____和_____。

（三）选择题

A 型题

1. 下列细菌中繁殖速度最慢的是

A. 大肠埃希菌 B. A群链球菌 C. 肺炎链球菌
D. 结核分枝杆菌 E. 脑膜炎奈氏球菌

2. 18岁女学生就诊时主诉：近1个多月来咳嗽，痰中时有血丝。消瘦并常感疲乏无力，午后潮湿，心悸，盗汗，食欲不振。对该患者的痰标本应选用的染色法是
A. 革兰染色 B. 墨汁染色 C. 鞭毛染色
D. 抗酸染色 E. 镀银染色

3. 结核菌的主要传播途径是
A. 呼吸道 B. 消化道 C. 皮肤黏膜
D. 输血 E. 昆虫叮咬

4. 结核菌素试验的原理是
A. Ⅰ型超敏反应 B. Ⅱ型超敏反应 C. Ⅲ型超敏反应
D. Ⅳ型超敏反应 E. Ⅴ型超敏反应

（四）简答题
1. 简述结核菌素试验的原理及结果分析。
2. 简述结核菌素试验的实际应用。

四、习题参考答案

（一）名词解释

1. 抗酸杆菌的主要特点是细胞壁含有大量类脂，一般不易着色，但经过加温或延长染色时间，着色后能抵抗酸性乙醇的脱色，故得名。如结核分枝杆菌、麻风分枝杆菌等。

2. 将有毒力的牛型结核分枝杆菌在含胆汁、甘油和马铃薯的培养基中，经过230次传代，历时13年所获得的减毒活疫苗。预防接种后可使人获得对结核分枝杆菌的免疫力。

（二）填空题

1. 抗酸 红 牛型结核分枝杆菌 人型结核分枝杆菌 罗氏 3~4周
2. 肺结核 卡介苗 细胞 传染性免疫或有菌免疫 旧结核菌素 纯蛋白衍生物
3. 呼吸道 密切接触 瘤型 结核样

（三）选择题

1. D 2. D 3. A 4. D

（四）简答题

1.（1）原理 结核菌素试验属于迟发型超敏反应，用结核菌素试剂作皮肤试验，感染过结核分枝杆菌或接种过卡介苗者，一般都出现阳性反应。

（2）结果分析 注射局部红肿硬结≥5mm为阳性，表明机体已感染过结核分枝杆菌或卡介苗接种成功，对结核分枝杆菌有迟发型超敏反应和一定免疫力；≥15mm为强阳性，表明可能有活动性结核感染，应进一步查明病灶；<5mm为阴性，表明机体未曾感染过结核杆菌，需接种卡介苗。

2. 结核菌素试验的实际应用

（1）选择卡介苗接种对象和测定卡介苗接种后的免疫效果，结核菌素试验阴性者应接种或补种卡介苗。

（2）在未接种卡介苗的人群中作结核杆菌感染的流行病学调查、了解自然感染率。

(3)作为婴幼儿(尚未接种过卡介苗)结核病的辅助诊断。

(4)测定肿瘤患者的细胞免疫功能。

五、案例分析

患者刘某,女,16岁,因发热、胸疼、咳嗽,血痰1周入院。询问病史:患者午后体温增高,咳嗽,曾在本单位医务室诊断为"感冒",给予抗感冒治疗,疗效欠佳,1周来体温增高,咳嗽加重,痰中带血。查体:体温38℃,脉搏88次/分,呼吸28次/分,血压118/76mmHg,肺听诊双肺呼吸音增粗。实验室检查:白细胞、淋巴细胞偏高。X线检查可见双肺纹理增粗,右肺中叶有哑铃状阴影。取痰标本做细菌培养和抗酸染色检查均为阴性,PPD试验强阳性。再次取痰送检,经浓缩集菌后涂片,抗酸染色阳性,可见红色杆菌。

问题:说明该患者的正确诊断及其诊断依据,该病例的PPD试验结果说明什么?快速诊断该病还有哪些方法?

> **案例解析**
>
> 诊断:肺结核。咳嗽、痰中带血,发热午后加重,为结核病典型临床表现。PPD试验强阳性,X线检查可见右肺中叶有哑铃状阴影,此为重要诊断依据。痰浓缩集菌后涂片,抗酸染色阳性,是重要的病原学检查方法,故从病原学角度进一步明确了诊断。此外还可以通过检测抗结核分枝杆菌抗体做快速诊断。

(王 颖)

第二十章 动物源性细菌和其他细菌

一、目标要求

1. 熟知常见的动物源性细菌和其他细菌的名称以及所致疾病。
2. 知道上述细菌的微生物学检查方法和防治原则。

二、知识要点

1. 布鲁杆菌
   - 生物学性状
     - 形态染色：球或球杆状，革兰染色阴性，有荚膜
     - 培养特性：专性需氧，血琼脂或肝浸液培养，S型菌落
     - 抗原构造：含A、M 2种抗原
     - 抵抗力：较强，但对热、日光、常用消毒剂等很敏感
   - 致病性
     - 致病物质：内毒素、荚膜、透明质酸酶等
     - 所致疾病：母畜流产；人类波浪热

2. 鼠疫杆菌
   - 生物学特性
     - 形态染色：球杆状，革兰染色阴性，有异染颗粒
     - 培养特性：兼性厌氧，营养要求不高，肉汤培养基中形成菌膜和钟乳石状下沉，R型菌落
     - 抗原构造：F1、V和W、鼠毒素3种抗原与毒力有关
     - 抵抗力：对理化因素抵抗力较弱
   - 致病性
     - 致病物质：荚膜（F1抗原）、V和W抗原、鼠毒素、内毒素
     - 所致疾病：鼠疫（腺鼠疫、肺鼠疫、败血型鼠疫）

3. 炭疽杆菌
   - 生物学特性
     - 形态染色：革兰阳性大杆菌，两端平切，长链状排列，如竹节，可形成荚膜和芽孢
     - 培养特性：需氧，营养要求不高，R型菌落，卷发状边缘
     - 抗原构造：分荚膜抗原、菌体抗原和保护性抗原3种
     - 抵抗力：芽孢抵抗力很强，但对碘、青霉素等敏感
   - 致病性
     - 致病物质：荚膜、炭疽毒素（EF、PA、LF组成）
     - 所致疾病：炭疽（皮肤炭疽、肺炭疽、肠炭疽）

4. 白喉杆菌
   - 生物学特性：菌体细长弯曲，一端或两端膨大成棒状，排列不规则；革兰阳性菌，用美蓝或奈瑟染色可见异染颗粒
   - 致病性
     - 致病物质：白喉毒素
     - 所致疾病：白喉

5. 铜绿假单胞菌
   - 生物学特性：革兰阴性端鞭毛菌，培养特点为产生水溶性色素，使培养基呈蓝绿色并可在42℃生长
   - 致病性
     - 致病物质：铜绿假单胞菌外毒素、蛋白分解酶和内毒素、菌毛
     - 所致疾病：化脓性感染

三、习题

(一) 名词解释
1. 人畜共患病 2. 白喉杆菌异染颗粒

(二) 填空题
1. 布鲁杆菌是一类革兰染色_____的短小杆菌，我国流行的布鲁杆菌有_____、_____和_____，其中最常见的是_____。

2. 鼠疫是一种_____的烈性传染病，通过_____传染给人。在临床上的病型有_____、_____、_____。

3. 杀死炭疽杆菌的芽孢除高压灭菌法外，还可用1∶2500_____浸泡或干烤_____℃3小时。

4. 人类炭疽因侵入途径的不同分为_____、_____和_____3种临床类型。对炭疽疫区的牧民、屠宰工、兽医等人员应接种_____，治疗炭疽的首选药物是_____。

(三) 选择题

A型题

1. 感染动物后引起母畜流产的病原菌是
   A. 布鲁杆菌   B. 炭疽杆菌   C. 鼠疫杆菌
   D. 钩端螺旋体   E. 空肠弯曲菌

2. 下列哪种是布鲁杆菌的致病物质
   A. 芽孢   B. 荚膜   C. 鞭毛
   D. 血浆凝固酶   E. 链激酶

3. 菌体呈卵圆形，两端钝圆并浓染的细菌是
   A. 炭疽杆菌   B. 白喉棒状杆菌 C. 结核分枝杆菌
   D. 鼠疫杆菌   E. 伤寒沙门菌

4. 鼠疫杆菌产生的鼠毒素与一般外毒素的区别是
   A. 化学成分是脂多糖   B. 不可用甲醛脱毒制备类毒素
   C. 由质粒控制   D. 免疫动物不能产生抗毒素
   E. 菌细胞裂解或自溶才能释放

5. 下列细菌中属需氧芽孢杆菌的是
   A. 破伤风梭菌   B. 肉毒梭菌   C. 产气荚膜梭菌
   D. 炭疽杆菌   E. 白喉棒状杆菌

6. 青霉素串珠试验阳性的细菌是
   A. 破伤风梭菌   B. 肉毒梭菌   C. 产气荚膜梭菌
   D. 炭疽杆菌   E. 白喉杆菌

7. 炭疽杆菌的毒力因素中不包括
   A. 荚膜抗原   B. 菌体抗原   C. 保护性抗原
   D. 水肿因子   E. 致死因子

8. 具有异染颗粒的细菌是
   A. 布氏杆菌   B. 破伤风梭菌   C. 白喉棒状杆菌

D. 结核分枝杆菌　　　　E. 脑膜炎奈氏菌

9. 白喉患者的特异性治疗，应选择

A. 适量输血　　　　B. 大量输液　　　　C. 足量抗生素

D. 适量类毒素　　　E. 早期足量抗毒素

（四）简答题

1. 炭疽杆菌可通过哪些途径感染人体？各引起何种临床类型炭疽？
2. 铜绿假单胞菌的感染有何特点？

四、习题参考答案

（一）名词解释

1. 人畜共患病指某些病原微生物既可感染动物，也可以感染人类，且人类多是由于接触了感染的动物而受到传染，如布鲁杆菌、炭疽杆菌等。

2. 白喉杆菌异染颗粒的主要成分是核糖核酸和多磷酸盐，嗜碱性强，染色后异染颗粒与菌体着色不同。异染颗粒是白喉杆菌形态上的主要特征，有着重要鉴别意义。

（二）填空题

1. 阴性　羊布鲁菌　牛布鲁菌　猪布鲁菌　羊布鲁菌
2. 自然疫源性　鼠蚤　腺鼠疫　肺鼠疫　败血型鼠疫
3. 碘液　140
4. 肠炭疽　肺炎疽　皮肤炭疽　炭疽减弱活疫苗　青霉素

（三）选择题

1. A　2. B　3. D　4. E　5. D　6. D　7. B　8. C　9. E

（四）简答题

1. 炭疽杆菌的感染途径及所致疾病有：

（1）经皮肤小伤口感染，引起皮肤炭疽。

（2）经呼吸道吸入炭疽杆菌的芽孢而感染，引起肺炭疽。

（3）经食入未煮透的病畜肉而感染，引起肠炭疽。

2. （1）铜绿假单胞菌是条件致病菌，当机体免疫力低下时引起感染，如大面积烧伤患者的继发感染。该菌通过接触传染，是医源性感染和院内交叉感染的常见病原。

（2）铜绿假单胞菌具有多种毒素和酶，有较强的蛋白分解能力，可感染人体的任何部位和组织，引起化脓性感染，脓液稀薄带绿色，并常引起败血症。

（3）铜绿假单胞菌的抵抗力较强，对多种抗生素耐药，因此治疗应选用敏感的抗生素。

五、案例分析

患儿，女，6岁。突然发热、声音嘶哑、喉痛伴咳嗽4天，急诊入院。查体：体温38.6℃，面色苍白，唇稍紫，咽后壁、腭弓和腭垂等处发现灰白色膜状物，用灭菌棉拭子不易擦掉，心率130次/分，心律不齐。初步诊断为白喉。

问题1　本病的病原体是什么？还需要做哪些微生物学检查以明确诊断。

问题2　该病是如何感染的？如何进行有效预防？

> **案例解析**
>
> 问题1　本病的病原体是白喉杆菌。病变部位的假膜及边缘取材经 Albert 染色（异染颗粒染色法）找到细长弯曲、一端或两端膨大呈棒状、排列不规则、胞质内有异染颗粒，可初步确定为白喉棒状杆菌。再将标本接种于亚碲酸钾血平板或 Loffler 血清斜面，根据菌落特征和毒力 Elerk 确诊。
>
> 问题2　白喉杆菌存在于患者假膜及带菌者的鼻咽腔或鼻分泌物内，经飞沫传播，也可经污染物或饮食传播。注射白喉类毒素是预防白喉的重要措施。目前我国计划免疫是出生3个月以后接种 DPT 三联疫苗，免疫效果较好。对密切接触的易感儿童，需要肌内注射1000~2000U白喉抗毒素进行紧急预防。

（王　颖）

第二十一章 其他微生物

一、目标要求

1. 熟知支原体、立克次体、衣原体、螺旋体、真菌等病原体及其危害。
2. 能说出外斐试验的原理、方法和意义。

二、知识要点

1. 支原体
   - 肺炎支原体：人类原发性非典型性肺炎，经呼吸道传播
   - 溶脲脲原体：非淋菌性尿道炎，经性接触传播

2. 立克次体
   - 普氏立克次体：流行性斑疹伤寒，人虱是主要传播媒介
   - 莫氏立克次体：地方性斑疹伤寒，鼠蚤是主要传播媒介
   - 恙虫病立克次体：恙虫病，恙螨是传播媒介
   - Q热柯克斯体：Q热，动物间以蜱为传播媒介；人类经接触或呼吸道、消化道等途径受染

3. 螺旋体
   - 钩端螺旋体属：有较强的侵袭力，能通过皮肤和黏膜侵入机体，并产生溶血素、细胞毒因子等致病物质，可引起人畜共患的钩体病
   - 密螺旋体属：对人致病的主要是梅毒螺旋体，引起人类梅毒，因其只感染人，故人是梅毒的唯一传染源
   - 疏螺旋体属：对人致病的有伯氏疏螺旋体、回归热螺旋体；前者引起莱姆病；后者引起回归热

4. 衣原体
   - 眼部感染：沙眼、包涵体结膜炎
   - 性传播疾病：非淋菌性泌尿生殖道感染、性病淋巴肉芽肿
   - 上呼吸道感染及肺炎

5. 真菌
   - 皮肤浅部感染真菌：皮肤癣真菌
   - 皮下组织感染真菌：着色真菌、申克孢子丝菌
   - 深部感染真菌：新生隐球菌、白色念珠菌

三、习题

（一）名词解释

1. 非淋菌性尿道炎　2. 外斐反应

（二）填空题

1. 肺炎支原体主要通过_____传播，引起_____疾患。溶脲脲原体主要可引起_____，还可以通过_____感染胎儿。

2. 普氏立克次体以_____为媒介在人与人之间传播，引起_____。

3. 衣原体的发育周期有_____和_____2个阶段，其中_____有传染性。
4. 真菌按其侵犯的部位和临床表现可分为_____、_____和_____3类。
5. 皮肤癣真菌具有_____的特性，故侵犯部位仅限于角化的_____、_____和_____。

（三）选择题

A 型题

1. 关于肺炎支原体的致病性，下述哪项是错误的
   A. 是原发性非典型性肺炎的病原体　　　B. 主要经呼吸道传播
   C. 常发生于夏秋季　　　　　　　　　　D. 其顶端结构吸附于细胞表面
   E. 所致疾病的治疗应首选青霉素

2. 下列哪个是立克次体引起的疾病
   A. 梅毒　　　　　B. 沙眼　　　　　C. 莱姆病
   D. 恙虫病　　　　E. 性病淋巴肉芽肿

3. 与立克次体有共同抗原成分的细菌是
   A. 痢疾志贺菌　　B. 大肠埃希菌　　C. 变形杆菌
   D. 铜绿假单胞菌　E. 产气杆菌

4. 下面属于严格胞内寄生的病原体是
   A. 金黄色葡萄球菌　B. 白色念珠菌　　C. 肺炎支原体
   D. 结核分枝杆菌　　E. 普氏立克次体

5. 关于钩体的致病性，下述错误的是
   A. 传染源主要来自感染的家畜
   B. 致病物质有内毒素样物质、溶血素等
   C. 可以引起钩体血症
   D. 钩体病可以累及全身多个脏器
   E. 病后可以获得以细胞免疫为主的免疫力

6. 真菌细胞不具有的结构或成分是
   A. 线粒体　　　　B. 叶绿素　　　　C. 细胞壁
   D. 细胞核　　　　E. 内质网

7. 关于真菌的抵抗力，错误的是
   A. 对2.5%碘酊较敏感
   B. 对1%~2%石炭酸较敏感
   C. 耐热，60℃1小时不能被杀死
   D. 对一般消毒剂有较强的抵抗力
   E. 对干燥、日光和紫外线的抵抗力较强

8. 黄曲霉毒素主要损害的器官是
   A. 心脏　　　　　B. 肝脏　　　　　C. 肾脏
   D. 肺脏　　　　　E. 脾脏

（四）简答题

1. 请列表比较支原体与L型细菌的主要区别。

2. 简述肺炎支原体与溶脲脲原体的致病性。

3. 衣原体所致的人类疾病主要有哪些。

四、习题参考答案

（一）名词解释

1. 非淋菌性尿道炎简称非淋。是由性接触传染的一种尿道炎，但在尿道分泌物中查不到淋球菌。女性还有子宫颈炎等生殖道的炎症。病原体多为衣原体，支原体、滴虫、疱疹病毒、念球菌、而衣原体、支原体的感染占80%以上。

2. 外斐反应是临床检验中常用变形杆菌OX株代替相应的立克次体抗原进行的非特异性凝集反应，用于检测人类或动物血清中有无立克次体抗体，供立克次体病的辅助诊断。

（二）填空题

1. 呼吸道　原发性非典型性肺炎　非淋球菌性尿道炎　胎盘

2. 人虱　流行性斑疹伤寒

3. 原体　始体　原体

4. 皮肤癣真菌　皮下组织感染真菌　深部感染真菌

5. 嗜角质蛋白　表皮　毛发　指（趾）甲

（三）选择题

1. E　2. D　3. C　4. E　5. E　6. B　7. C　8. B

（四）简答题

1. 支原体与L型细菌的主要区别如下表。

主要性状	支原体	L型细菌
来源	自然界中广泛存在的独立微生物	细菌胞壁缺陷的变异型
返祖	在任何情况下不能变成细菌	除去诱因，可恢复为原菌
遗传	在遗传上与细菌无关	在遗传上与原菌相关
培养	培养基中需加胆固醇	一般不需要胆固醇

2. （1）肺炎支原体主要经呼吸道传播，能引起原发性非典型性肺炎与上呼吸道感染。

（2）溶脲脲原体常寄居在人的泌尿生殖道，可引起非淋球菌性尿道炎。还可通过胎盘感染胎儿，出现早产或死胎。新生儿经产道分娩时感染，可出现呼吸或中枢神经系统的症状。

3. 衣原体所致的人类疾病主要有：

（1）眼部感染　①沙眼；②包涵体结膜炎。

（2）性传播疾病　①非淋菌性尿道炎；②泌尿生殖道感染；③性病淋巴肉芽肿。

（3）上呼吸道感染及肺炎。

五、案例分析

男孩，11岁。因游走性四肢关节疼痛3天伴咽痛、发热入院。3天前无明显诱因出现四肢疼痛，呈游走性，开始为膝关节、肘关节、肩关节，后转移到足背、右手指关节，伴咽痛。入院当天有发热，无鼻塞流涕，无咳嗽，拟风湿性关节炎收入病房。查体：跛行，咽充血，扁桃体Ⅱ度肿大，可见脓点。两肺听诊呼吸音粗，未闻及啰音。心脏听诊未见异常。右手第二、第三掌指关节皮肤红,较左侧肿大,有压痛,双足背有压痛。实验室及器械检查:白细胞偏高,链球菌抗溶血"O"抗体、类风湿因子均正常,血沉偏快,双肺纹理增粗。

初步诊断:(1)风湿热?(2)化脓性扁桃体炎。入院后予青霉素抗感染、阿司匹林抗炎对症治疗12天,患儿发热时退时现,有游走性大关节疼痛,病情反复。第12天复查链球菌抗溶血"O"抗体、类风湿因子仍均为阴性,建议转上级医院就诊。上级医院查支原体抗体阳性,考虑为支原体感染,予阿奇霉素等抗感染对症治疗5天后,患儿热退,关节疼痛消失,治愈出院。

问题1 请分析误诊原因。

问题2 说说防范误诊的措施。

案例解析

问题1 误诊原因:①支原体(MP)感染临床表现的多样化:不仅引起呼吸道症状,还可伴发多系统、多器官损害,如:溶血性贫血、脑膜脑炎、心肌炎、肾炎、格林巴利综合征、各型皮疹、血尿、蛋白尿、关节炎等,肺外疾病可伴有呼吸道感染症状,也可直接以肺外表现为首发症状。本例患儿仅有肺外表现,更易使临床医师产生错觉,造成误诊。②对MP感染的认识不足和思维局限:MP通常先经过上呼吸道感染,然后才累及肺部引起肺炎。由于它与人体许多组织存在相同抗原,感染后可产生相应的自身抗体,故肺部感染后既有肺部症状,又可能出现多系统表现。由于我们对MP感染的认识习惯于局限在肺炎,对特殊情况未加以重视,以致误诊。本病例主要表现为游走性四肢关节疼痛3天,伴咽痛、发热,无咳嗽,扁桃体化脓,肺部体征不明显,极其容易与风湿热相混淆。

问题2 防范误诊的措施:①MP感染发病率不断上升,已成为小儿常见病和多发病,近年误诊病例报道中,均有肺外损害。有肺外表现的支原体感染可使病情复杂化,故对不典型病例伴肺外表现时,尤其以肺外表现为首发症状者,用病毒或细菌感染不能解释者应想到MP感染可能。②正确认识支原体肺外表现,及时做血清支原体抗体测定、咽拭子支原体培养等相应实验室检查,可正确诊断。

(王 颖)

第二十二章 病毒学总论

一、目标要求

1. 能叙述病毒的传播方式，抗病毒感染的预防措施。
2. 熟知病毒的大小、形态、基本结构、化学组成与功能，病毒的增殖方式，干扰素的广谱抗病毒特点。
3. 能说出病毒的致病机制、感染类型，机体的抗病毒免疫。

二、知识要点

1. 生物学特性
   - 概念
     - 病毒：由蛋白质包裹的、只含一种类型核酸、必须进入易感宿主细胞内才能进行增殖的一类非细胞型微生物
     - 病毒体：结构完整并具有感染性的病毒颗粒
   - 基本特征：个体微小；结构简单；严格胞内寄生性；以复制方式增殖；对抗生素不敏感，干扰素可抑制其增殖
   - 结构及化学组成
     - 核心：由一种核酸 DNA 或 RNA 组成，构成病毒的基因组
     - 衣壳：包绕在病毒核酸外的蛋白质
     - 包膜：由脂蛋白构成，是包膜病毒体的最外层结构
     - 刺突：有些病毒包膜表面由糖蛋白组成的突起
   - 增殖方式和周期
     - 增殖方式：复制
     - 增殖周期：吸附→穿入→脱壳→生物合成→组装与释放

2. 感染与免疫
   - 传播方式
     - 水平传播：在人群个体之间的传播，主要是经黏膜表面和皮肤感染
     - 垂直传播：从亲代直接传给子代，是病毒感染的特点之一
   - 感染类型
     - 隐性感染：病毒感染机体后不出现临床症状者
     - 显性感染
       - 急性感染：潜伏期短、发病急、病程短、病情较重
       - 持续性感染：病毒在宿主体内持续存在较长时间，甚至终身，又包括慢性感染、潜伏感染和慢发感染等类型
   - 干扰素
     - 概念：是个体出生后，由病毒或干扰素诱生剂刺激多种细胞所产生的一种糖蛋白
     - 作用：抗病毒、抗肿瘤和免疫调节

3. 防治原则
- 特异性预防
  - 人工主动免疫：接种各种病毒疫苗①灭活疫苗；②减毒活疫苗；③亚单位疫苗；④基因工程疫苗等
  - 人工被动免疫：注射抗病毒血清、丙种球蛋白、转移因子等
- 药物防治：①核苷类药物；②病毒蛋白酶抑制剂；③干扰素及干扰素诱生剂；④抗病毒基因治疗；⑤中草药

三、测试题

（一）名词解释

1. 病毒　2. 干扰现象　3. 包涵体　4. 干扰素　5. 病毒的增殖周期

（二）填空题

1. 病毒的基本结构指_____和_____，二者构成_____，是结构最简单的病毒体。

2. 病毒的增殖周期包括_____、_____、_____、_____、_____等步骤。

3. 病毒的传播方式有_____和_____。病毒的持续性感染按病程不同可分为_____、_____和_____。

4. 干扰素的主要功能有_____、_____和_____等。

5. 病毒的异常增殖主要有两种形式，即_____和_____。

6. 机体抗病毒免疫的固有免疫细胞主要是_____和_____。

7. 中和抗体主要包括_____、_____和_____3类。

8. 病毒感染的预防措施根据其原理不同，可分为_____和_____。

（三）选择题

A 型题

1. 人类传染病大多由哪类微生物引起
   - A. 细菌　　　　　B. 病毒　　　　　C. 螺旋体
   - D. 支原体　　　　E. 真菌

2. 对人和动物致病的病毒形态多见于
   - A. 球形　　　　　B. 砖形　　　　　C. 丝形
   - D. 蝌蚪形　　　　E. 弹头形

3. 病毒体感染细胞的关键物质是
   - A. 核衣壳　　　　B. 核酸　　　　　C. 衣壳
   - D. 刺突　　　　　E. 包膜

4. 不属于病毒体特征的是
   - A. 非细胞结构　　B. 只含一种类型核酸　C. 可在任何活细胞内增殖
   - D. 对抗生素不敏感　E. 对干扰素敏感

5. 病毒与立克次体的相同点是
   - A. 均为非细胞型微生物　B. 均只含一种类型核酸　C. 均以复制方式繁殖
   - D. 均对抗生素不敏感　E. 均不能在无生命培养基上生长

6. 慢发感染的特点不包括
   - A. 潜伏期长　　　　　　　　　　　　B. 病程为缓慢进行性

C. 一旦出现症状，则表现进行性亚急性　　　D. 预后多为死亡
   E. 病毒潜伏在细胞内，遇机体抵抗力降低则反复出现症状
7. 预防病毒感染最有效的方法是
   A. 使用抗毒素　　　B. 使用抗病毒化学疗剂　　C. 使用中草药
   D. 使用疫苗　　　E. 使用抗菌药物

（四）简答题

1. 简述病毒体的结构。
2. 简述病毒的干扰现象及在医疗实践中的意义。

四、习题参考答案

（一）名词解释

1. 病毒是由蛋白质包裹的、只含一种类型核酸、必须进入易感宿主细胞内才能进行增殖的一类非细胞型微生物。

2. 干扰现象指两种病毒同时或先后感染同一宿主细胞时，可发生一种病毒抑制另一种病毒增殖的现象。可发生在不同病毒间，也可发生在同种、同型、甚至同株病毒的自身干扰。

3. 某些病毒感染细胞可在胞核、胞质内形成嗜酸性或嗜碱性的斑块，称为包涵体。不同病毒形成的包涵体其形态特征、染色性、在细胞内的位置均不同，可通过光镜观察、鉴别。

4. 干扰素是个体出生后，由病毒或干扰素诱生剂刺激多种细胞（主要是巨噬细胞、单核细胞、淋巴细胞）后所产生的一种糖蛋白。干扰素具有抗病毒、抗肿瘤和免疫调节等功能。

5. 病毒的增殖周期是指从病毒吸附易感细胞开始，到子代病毒从易感细胞释放出来的过程。

（二）填空题

1. 核心　衣壳　核衣壳
2. 吸附　穿入　脱壳　生物合成　组装与释放
3. 水平传播　垂直传播　慢性感染　潜伏感染　慢发感染
4. 抗病毒　抗肿瘤　免疫调节
5. 顿挫感染　缺陷病毒
6. 巨噬细胞　NK 细胞
7. IgG　IgM　SIgA
8. 人工主动免疫　人工被动免疫

（三）选择题

1. B　2. A　3. B　4. C　5. E　6. E　7. D

（四）简答题

1. 病毒体的结构

（1）裸露病毒体的结构　①核心，是病毒的中心结构，其内含一种核酸，RNA 或 DNA，构成病毒的基因组；②衣壳，是包围在病毒核酸外的一层蛋白质，由一定数量的壳

粒聚合而成，壳粒按一定的对称方式排列组合成衣壳。核心和衣壳共同组成核衣壳。裸露病毒体即由核衣壳组成。

（2）包膜病毒体结构　①在核衣壳外还有由类脂组成的包膜；②包膜表面有糖蛋白组成的突起称为刺突。

2. 病毒的干扰现象及在医疗实践中的意义

（1）干扰现象的概念（同上）。

（2）指导意义　①病毒间的干扰现象能阻止发病，也可以终止感染；②干扰现象可指导疫苗的合理使用，但在疫苗接种时应注意避免干扰作用而影响免疫效果。

（田　毅）

第二十三章 呼吸道病毒

一、目标要求

1. 能叙述流感病毒的致病性及防治原则。
2. 熟知其他呼吸道病毒的致病性与防治原则。
3. 能说出流感病毒的生物学性状、免疫性、微生物学检查。

二、知识要点

1. 流感病毒
   - 结构
     - 形态：呈球形，新分离的呈丝状
     - 核心：主要由核酸和核蛋白组成，核酸为分节段单负链RNA，核蛋白（NP）螺旋对称排列在核酸外
     - 包膜
       - 内层：为基质蛋白（MP），包绕在核衣壳外
       - 外层：为脂质双层，上有两种刺突：血凝素（HA）和神经氨酸酶（NA）
   - 分型
     - 据NP和MP抗原性不同将流感病毒分为甲、乙、丙三型
     - 甲型流感病毒据HA和NA抗原性的不同又分为若干亚型
   - 变异
     - 抗原漂移：变异幅度小，属量变，常引起流感局部中、小型流行
     - 抗原转变：变异幅度大，属质变，常导致新亚型的出现而引起世界性流感暴发流行
   - 致病特点
     - 经飞沫传播，传染性强，传播快，症状轻重不一
     - 呼吸道卡他症状明显并有全身表现伴消化道症状
     - 病毒仅在呼吸道局部增殖，一般不进入血液
   - 免疫特点
     - 病后体内可产生特异性体液免疫和细胞免疫
     - 病后产生的中和抗体只对同型病毒有牢固免疫力
     - 因病毒易变异，机体对新出现的亚型无抵抗力

2. 麻疹病毒
   - 致病性
     - 经飞沫直接传播，也可因鼻腔分泌物、玩具、用具等感染
     - 全身感染，有两次病毒血症
     - 引起麻疹，偶然可引起亚急性硬化性全脑炎
   - 免疫性：自然感染后免疫力牢固，一般为终身免疫

3. 其他
   - 冠状病毒：形态多形性，基因组为正单股RNA，是SARS的病原
   - 腮腺炎病毒：引起流行性腮腺炎，并发症有性腺炎症导致生育功能障碍
   - 风疹病毒：引起风疹，孕妇感染可导致胎儿先天性风疹综合征，影响胎儿发育
   - 呼吸道合胞病毒：是呼吸道病毒中对婴幼儿危害较大的病毒，可引起婴幼儿毛细支气管炎和肺炎

三、习题

(一) 名词解释

1. 抗原漂移　2. 柯氏斑　3. 先天性风疹综合征

(二) 填空题

1. 流感病毒分型的依据是_____和_____，而亚型的分型依据是_____和_____。三型流感病毒中，最易发生抗原变异的是_____型；抗原性相对稳定的是_____型。

2. 仅有一个血清型，病后有牢固免疫力的呼吸道病毒有_____、_____和_____。

3. 呼吸道病毒中，可以通过垂直传播造成胎儿先天畸形的是_____；可以引起亚急性硬化性全脑炎的是_____；对婴幼儿危害较大的是_____；对胎儿危害较大的是_____。

(三) 选择题

A 型题

1. 引起流感世界性大流行的病原体是
   - A. 流感杆菌
   - B. 甲型流感病毒
   - C. 乙型流感病毒
   - D. 丙型流感病毒
   - E. 副流感病毒

2. 流感病毒致病性中不包括
   - A. 通过飞沫传播
   - B. 血凝素吸附呼吸道黏膜上皮细胞
   - C. 病毒侵入呼吸道黏膜细胞增殖引起呼吸道症状
   - D. 全身症状由病毒血症引起
   - E. 体弱可以并发细菌性肺炎而致死

3. 亚急性硬化性全脑炎（SSPE）的病原是
   - A. 脊髓灰质炎病毒
   - B. 麻疹病毒
   - C. 疱疹病毒
   - D. 乙型脑炎病毒
   - E. 狂犬病毒

4. 麻疹活疫苗的接种年龄是
   - A. 新生儿
   - B. 2 个月龄婴儿
   - C. 6 个月龄婴儿
   - D. 8 个月龄婴儿
   - E. 1 周岁

5. 未接种麻疹疫苗又与麻疹患者密切接触的儿童应尽早
   - A. 注射母亲全血
   - B. 注射丙种球蛋白
   - C. 服用抗生素
   - D. 注射麻疹恢复期血清
   - E. 服用中草药

6. 2003 年冬春季节，全球暴发流行的 SARS 的病原是
   - A. 风疹病毒
   - B. 麻疹病毒
   - C. 流感病毒
   - D. 腮腺炎病毒
   - E. 新冠状病毒

7. 流行性腮腺炎较常见的并发症是
   - A. 脑膜炎
   - B. 肺炎
   - C. 肝炎
   - D. 肾炎
   - E. 睾丸炎或卵巢炎

8. 对风疹病毒致病性的错误叙述是
   A. 经呼吸道传播
   B. 通过病毒血症播散引起全身感染
   C. 儿童是易感者，感染后引起风疹综合征
   D. 成人感染者可出现出疹后脑炎
   E. 孕妇感染可导致胎儿先天感染

（四）简答题

1. 甲型流感病毒为何容易引起大流行？
2. 在流感流行期间，怎样有效预防流感，降低发病率。
3. 人类对流感病毒和麻疹病毒的免疫力有何区别？

四、习题参考答案

（一）名词解释

1. 甲型流感病毒亚型内部经常发生的抗原（HA 和 NA）结构小变异称为抗原漂移。抗原漂移可引起流感的中、小型流行。

2. 麻疹病毒感染机体后，在全身出疹前 1~2 天，患者两侧颊黏膜可出现灰白色外绕红晕的斑点，称柯氏斑（Koplik 斑），是麻疹早期诊断的临床指征。

3. 指孕妇在妊娠 5 个月内感染风疹病毒可经胎盘垂直传播造成胎儿的先天风疹病毒感染，表现为新生儿先天性的白内障、心脏病、耳聋、青光眼、低体重及发育迟缓等。

（二）填空题

1. 核蛋白（NP） 基质蛋白（MP） HA NA 甲 丙
2. 麻疹病毒 腮腺炎病毒 风疹病毒
3. 风疹病毒 麻疹病毒 呼吸道合胞病毒 风疹病毒

（三）选择题

1. B 2. D 3. B 4. D 5. B 6. E 7. E 8. C

（四）简答题

1. 甲型流感病毒易发生变异产生新亚型。其变异部位主要是病毒包膜表面的糖蛋白刺突血凝素和神经氨酸酶。产生变异的原因是由于甲型流感病毒的基因分 8 个节段，在复制时易发生基因重组和连续的点突变。基因改变导致构成 HA 和 NA 多肽的氨基酸改变而形成新抗原，产生新亚型，人群普遍对其缺乏免疫力而易感，造成流感大流行。

2. 在流感流行期间，有效预防流感，降低发病率的措施主要有：
（1）减毒活疫苗皮下接种或灭活疫苗鼻腔喷雾接种。
（2）隔离传染源，公共场所和居室空气采用乳酸或食醋加热熏蒸法消毒。
（3）用金刚烷胺或中草药板蓝根、大青叶、金莲花等。

3. 人类感染流感病毒后，只对同型流感病毒产生短暂的免疫力，因而免疫力不牢固；而感染麻疹病毒后则可获得持久的、牢固的免疫力。

五、案例分析

患者王某，女，36 岁，急性发病，畏寒、高热持续 3 天、头疼剧烈、全身酸痛、乏力，

并伴有咽痛、干咳等呼吸道症状和呕吐、腹泻等胃肠道症状。患者所在地近期有H1N1流感的流行。实验室检查：白细胞总数不高。

问题1 该病例可否诊断为流感？说明确诊依据及预防措施。

问题2 简要说说该病原体的结构特征与流感流行的关系。

> **案例解析**
>
> **问题1** 该病例疑似流感，诊断的主要依据是流行病学资料以及典型的临床表现，再通过病毒核酸检测可以确诊。即以RT-PCR法检测呼吸道标本（咽拭子、口腔含漱液、鼻咽或气管抽取物、痰）中的甲型H1N1流感病毒核酸，结果呈阳性即可确诊。有效的预防措施是人群接种流感疫苗，此外要积极隔离治疗传染源，对公共场所进行有效的消毒处理。
>
> **问题2** 流感病毒核酸分节段，由7~8段卷曲盘旋的RNA构成，在病毒复制时易发生基因重组，导致基因编码的蛋白质抗原发生变异，从而形成新的亚型。由于人群对新变异的亚型普遍缺乏免疫力，所以容易引起流感大流行，甚至世界性流感大流行。

（田　毅）

第二十四章 肠道病毒

一、目标要求

1. 熟知肠道病毒的共同特性。
2. 知道脊髓灰质炎病毒的致病性、免疫性及特异性预防措施。
3. 能说出轮状病毒生物学特性、致病性、免疫性。

二、知识要点

1. 脊髓灰质炎病毒
   - 致病性
     - ①经口感染，多表现为隐性感染或轻症感染
     - ②极少数幼儿体内病毒可经两次病毒血症后侵犯中枢神经系统，引起脊髓灰质炎，造成肢体弛缓性瘫痪
     - ③组织损伤是由病毒对细胞的直接破坏造成的
   - 免疫性
     - ①隐性感染和患病都可以获得对同型病毒的持久免疫力
     - ②保护性免疫以体液免疫为主
   - 防治原则
     - ①隔离患者、消毒排泄物、加强饮食卫生、保护水源等
     - ②对婴幼儿和儿童实行人工主动免疫，口服三价脊髓灰质炎减毒活疫苗

2. 轮状病毒：球形，有双层衣壳，从内向外呈放射状排列而得名；分7组，A、B、C三组均可引起人类腹泻，其中A组是婴幼儿急性腹泻和腹泻死亡的最重要病原体；经粪-口途径传播；感染局限在肠道局部，一般不侵入血液。病后免疫力不强。

三、测试题

（一）名词解释
1. 肠道病毒　2. 脊髓灰质炎

（二）填空题
1. 脊髓灰质炎传染源为_____、_____或_____，通过_____途径传播，病毒入侵机体主要侵犯_____，引起_____。
2. 预防脊髓灰质炎的疫苗有_____和_____2种。我国目前主要采用_____。
3. 轮状病毒A~C组可引起人类的_____，其中以_____最为常见，是_____的病原。

（三）选择题
A型题
1. 关于肠道病毒的共同特性，哪项是错误的
   A. 20面体立体对称的无包膜小RNA病毒

B. 耐酸、耐乙醚

C. 细胞质内增殖

D. 寄生于肠道，只引起人类消化道传染病

E. 主要经粪–口途径传播

2. 急性出血性结膜炎的病原体是

　　A. 肠道病毒 68 型　　　B. 肠道病毒 69 型　　　C. 肠道病毒 70 型

　　D. 肠道病毒 71 型　　　E. 肠道病毒 72 型

3. 脊髓灰质炎病毒感染的最常见类型是

　　A. 隐性或轻症感染　　　B. 瘫痪型感染　　　C. 延髓麻痹型感染

　　D. 慢性感染　　　E. 迁延型感染

4. 脊髓灰质炎患者的传染性排泄物主要是

　　A. 鼻咽分泌物　　　B. 眼分泌物　　　C. 粪

　　D. 尿　　　E. 血

5. 口服脊髓灰质炎减毒活疫苗的初服年龄为

　　A. 新生儿　　　B. 2 个月龄　　　C. 4 个月龄

　　D. 6 个月龄　　　E. 8 个月龄

（四）简答题

脊髓灰质炎病毒的致病性和免疫性有何特点？

四、习题参考答案

（一）名词解释

1. 肠道病毒属于小 RNA 病毒，可在鼻咽部和肠道内增殖并从肠道排出。主要包括脊髓灰质炎病毒、柯萨奇病毒、埃可病毒和新型肠道病毒等。

2. 脊髓灰质炎又称小儿麻痹症，是由脊髓灰质炎病毒引起的小儿急性传染病，多发生在 5 岁以下小儿，尤其是婴幼儿。病毒侵犯脊髓前角运动神经元，造成弛缓性肌肉麻痹，病情轻重不一。

（二）填空题

1. 患者　无症状带毒者　隐性感染者　粪–口　中枢神经系统　脊髓灰质炎

2. 灭活疫苗　减毒活疫苗　口服减毒活疫苗

3. 腹泻　A 组　婴幼儿腹泻

（三）选择题

1. D　2. C　3. A　4. C　5. B

（四）简答题

（1）脊髓灰质炎病毒的致病特点　①经口感染，多表现为隐性感染或轻症感染，极少数幼儿体内病毒可经两次病毒血症后侵犯中枢神经系统，引起脊髓灰质炎，造成肢体弛缓性瘫痪；②组织损伤是由病毒对细胞的直接破坏造成的。

（2）脊髓灰质炎病毒的免疫特点　①隐性感染和患病都可以获得对同型病毒的持久免疫力；②保护性免疫以体液免疫为主。

五、案例分析

女性患儿,6个月,突然发病,出现发热、呕吐,随之出现水样腹泻,粪便呈蛋花样,故急诊入院,询问病史患者为早产儿,人工喂养,体检轻微脱水征,体温38℃。

问题1 该患儿可能患的是什么病?应如何确诊?

问题2 该病应采取哪些治疗措施?

案例解析

问题1 根据临床症状,以及在深秋季节发病,可能的诊断为轮状病毒感染引起的腹泻。轮状病毒引起腹泻的特点是:起病比较急,稀水样的大便,临床称之为蛋花汤样的大便,多数患者先出现呕吐,后出现腹泻,并伴有中重度发热。确切的实验室诊断,应取粪便标本检测轮状病毒或抗原成分。

问题2 该病目前尚无特异有效的治疗药物,一般病程1~2周。主要采用支持疗法,及时补液以纠正电解质紊乱,尤其是该患儿已有轻微脱水征,如不及时治疗可危及生命。

(田 毅)

第二十五章　肝炎病毒

一、目标要求

1. 能叙述甲型肝炎病毒、乙型肝炎病毒的传染源、传播途径及防治原则。
2. 熟知乙型肝炎病毒的形态结构、抗原组成、抗原抗体系统检测的主要内容及其临床意义。
3. 知道上述病毒的致病机制与免疫性、微生物学检查。

二、学习要点

1. 甲型肝炎病毒（HAV）

（1）生物学特性：与其他肠道病毒相似，但抵抗力较强

（2）致病和免疫
- 传染源：患者及隐性感染者
- 传播途径：经粪 – 口途径传播
- 特点：隐性感染多见，隐性感染或显性感染机体均可产生抗体，并可维持多年，对 HAV 再感染有免疫力。减毒活疫苗预防效果良好

（3）微生物学检查
- 检测血清中的 HAV – IgM 抗体是早期诊断的指标
- 检测 HAV – IgG 抗体可了解既往感染史或进行流行病学调查
- ELISA 法检测病毒抗原、PCR 法测其 RNA

2. 乙型肝炎病毒（HBV）

（1）生物学性状

形态结构
- 大球形颗粒：完整的 HBV，具有双层衣壳，又称 Dane 颗粒
- 小球形颗粒：病毒装配过程中过剩的外壳
- 管形颗粒：聚合起来的小球形颗粒

抗原组成
- 表面抗原（HBsAg）：存在于 3 种颗粒的表面。HBsAg 是 HBV 感染的主要指标，可刺激机体产生抗 HBs，具有防御 HBV 感染的作用
- 核心抗原（HBcAg）：血循环中不易被检测到。抗 HBc – IgM，表示 HBV 正处于复制状态
- e 抗原（HBeAg）：HBV 复制及血液具有强传染性的一个指标，其抗体对 HBV 感染具一定的保护作用

抵抗力：HBV 对外界环境抵抗力较强，对紫外线及一般消毒剂均有耐受性

(2）致病及免疫 {传染源：患者及无症状的 HBV 携带者
传播途径：①血液、血制品传播；②母婴垂直传播
致病机制：对肝细胞直接损伤作用；免疫病理损伤起到重要作用
免疫：具有保护作用的抗体主要是抗 HBs

（3）微生物学检查：目前常用 ELISA 及 RIA 检测血清中的 HBsAg、抗 HBs、抗 HBc、HBeAg、抗 HBe（俗称"两对半"）。

（4）防治原则：严格筛选献血员；医疗器械等彻底消毒；接种疫苗是最有效的方法。

三、习题

（一）名词解释

1. Dane 颗粒 2. HBsAg 3. 乙肝"两对半"

（二）填空题

1. HBV 的抗原组成有_____、_____和_____，其中_____在感染者的血循环中不易检测到。

2. 甲型肝炎的传染源为_____和_____，潜伏期为_____。

3. HBV 的 3 种形态颗粒是_____、_____和_____，其中具有传染性的是_____。感染者血清中最常见的颗粒是_____。

4. 常见的肝炎病毒有_____、_____、_____、_____、_____5 种类型，其中经消化道传播的有_____和_____2 种类型。_____、_____和_____均由输血、血制品或注射器污染感染，既可导致急性肝炎，也可发展为慢性肝炎，并与肝硬化和肝癌的发生密切相关。

5. 预防乙肝最有效的方法是_____，紧急预防乙肝可注射_____。

6. 甲型肝炎早期诊断最实用的方法是检测是_____。

（三）选择题

A 型题

1. 对 HBsAg 错误的叙述是
   A. 存在于 3 种颗粒的表面 B. 化学成分为糖脂蛋白
   C. 仅 1 个型别 D. 可刺激机体产生抗体
   E. 是制备疫苗的主要成分

2. 下列方法中，不能灭活 HBV 的是
   A. 煮沸 100℃10 分钟 B. 高压蒸汽灭菌法 C. 0.5% 过氧乙酸浸泡
   D. 75% 乙醇浸泡 E. 5% 次氯酸钠浸泡

3. HAV 的主要传播途径是
   A. 输血 B. 垂直传播 C. 媒介昆虫
   D. 性接触 E. 粪－口途径

4. 诊断急性甲型肝炎，主要检测下列哪项
   A. HAV－IgM 抗体 B. HAV－IgG 抗体 C. HAV 病毒颗粒
   D. HAV 病毒包涵体 E. 细胞病变

5. 甲型肝炎的预防不包括

A. 加强粪便管理、保护水源 B. 加强食品卫生检查

C. 消灭蚊虫 D. 注射减毒活疫苗

E. 注射丙种球蛋白

6. 完整的 HBV 颗粒是

A. Dane 颗粒 B. 管形颗粒 C. 小球形颗粒

D. HBsAg E. HBcAg

7. 与 HBV 的致病机制不符的叙述是

A. 使肝细胞表面抗原改变引起自身免疫应答

B. 免疫复合物可引起免疫病理损伤

C. HBV 在肝细胞内增殖可直接损伤肝细胞

D. 效应 T 细胞可杀伤带 HBV 抗原的肝细胞

E. HBsAg 引起的 I 型超敏反应

8. 对 HBcAg 叙述有误的是

A. 存在于 Dane 颗粒的核心

B. 也可表达于受感染的肝细胞表面

C. 在血循环中不易查到

D. 免疫原性强

E. 相应抗体具有免疫保护作用

9. HBV 的传播途径主要是

A. 粪 – 口途径 B. 日常生活接触 C. 血液、性接触、垂直传播

D. 呼吸道 E. 媒介昆虫叮咬

（四）简答题

1. 简述甲肝和乙肝病毒的传播途径的不同。
2. 简述 HBV 抗原抗体系统及其检测的临床意义。

四、习题参考答案

（一）名词解释

1. 是结构完整的、有感染性的 HBV，存在于 HBV 感染者的血液，由 Dane 在 1970 年首次用免疫电镜观察到，故以其名命名。

2. 乙型肝炎病毒表面抗原，存在于 Dane 颗粒、小球形颗粒及管形颗粒的表面。检测 HBsAg 是诊断 HBV 感染的主要指标。

3. 包括 HBsAg、抗 HBs、HBcAg、HBeAg、抗 HBe 共 5 项。

（二）填空题

1. HBsAg HBcAg HBeAg HBcAg

2. 患者 隐性感染者 15～50 天

3. 大球型颗粒 小球型颗粒 管型颗粒 小球型颗粒

4. 甲 乙 丙 丁 戊 甲型 戊型 乙型 丙型 丁型

5. 乙型肝炎疫苗 抗 – HBs 人血清免疫球蛋白

6. HAV – IgM 抗体

(三) 选择题

1. C 2. D 3. E 4. A 5. C 6. A 7. E 8. E 9. C

(四) 简答题

1. 甲肝病毒主要通过粪-口途径传播。乙肝病毒传播途径有：血液、血制品等传播；接触传播；母婴传播。

2. ①HBV抗原抗体系统：HBsAg和抗HBs、HBcAg和抗HBc、HBeAg和抗HBe。除HBcAg在血清中不易查到，其余均可查到，俗称"两对半"；②临床意义：表示HBV感染的指标有HBsAg、抗HBc、HBeAg；表示血液具有高度传染性的指标有抗HBc、HBeAg；乙型肝炎早期诊断的指标是抗HBc-IgM；表示疾病开始恢复，机体有免疫力的指标是抗HBs和抗HBe。

五、案例分析

案例25-1

患者，男，25岁。2周前开始乏力，厌油，恶心，呕吐，3天前出现眼黄、尿黄入院。查体：神志清楚，精神差，脸色黄，巩膜轻度黄染，肝肋下2cm可及，有触痛，脾肋下未触及。实验室检查：红细胞$4.56×10^{12}$/L，血红蛋白119g/L，白细胞$8×10^9$/L。胆红素（+），尿胆原（+），余正常，大便常规正常。血谷丙转氨酶182U/L，谷草转氨酶102U/L。HAV IgM（+），HAV IgG（-），HBsAg（-），HBeAg（-），抗HBc（-），抗HBs（+），抗HBe（-）。诊断为甲型肝炎。患者经用肝泰乐、维生素类保肝和中药对症治疗后症状好转，于1个月后出院。患者出院2个月后复查HAV IgM（-），HAV IgG（+）。

问题 该患者应如何诊断？发病初期HAV IgM阳性说明什么？

案例25-2

患者，男，31岁。因近10天食欲不佳，乏力，右上腹胀满入院。自述5年前体检时发现HBsAg阳性，肝功能正常，未治疗。4年前因疲倦、乏力、眼睛及皮肤黄染、腹胀、纳差住院，诊断为"慢性乙型肝炎急性发作"，经住院保肝治疗30天后，病情好转出院。1年前因肝功能异常再次住院治疗。10天前出现疲倦，右上腹闷胀不适，伴食欲下降。查体：体温37℃，呼吸41次/分，脉搏83次/分，巩膜无黄染，皮肤呈古铜色、无出血点，肝掌、胸前蜘蛛痣阳性，腹平软，无压痛及反跳痛，肝、脾肋下未及，墨菲征阴性，肝上界右锁骨中线第五肋间，肝、脾区无叩痛，移动性浊音阴性，双下肢无水肿，无扑翼样震颤。实验室检查：HBsAg（+）、抗HBs（-）、HBeAg（-）、抗HBe（+）、抗HBc（+）；甲、丙、戊型肝炎及HIV检测均阴性；HBV DNA $2.89×10^6$/ml。

问题1 根据以上描述，患者可能患有哪种病？临床诊断常用方法有哪些？

问题2 临床确诊需要检测哪些内容？临床意义？

案例25-3

患者张某，男性，32岁。三年来因尿毒症每周到县人民医院做血液透析，近2个月来出现食欲不振、乏力、肝区压痛等症状，遂到医院门诊就诊。实验室检查：肝功能异常。血清学检测：anti-HAV IgM（-），HBsAg（-），HCV RNA（+），anti-HCV IgM（+），anti-HDV（-），anti-HEV（-）。

问题1 该患者可能感染了哪种病原体？

问题2 感染途径有哪些？如何预防感染？

> **案例解析**
>
> 案例 25-1
>
> 该患者诊断为甲型肝炎。根据抗体产生的规律，IgM 型抗体出现早，消失快，IgG 型抗体出现晚，消失慢。对于甲型肝炎的诊断，首先应检测 HAV IgM。HAV IgM 在发病后 1 周左右即可在血清中测出。其出现与临床症状及生化指标异常的时间一致，第 2 周达高峰。一般持续 8 周，少数患者可达 6 个月以上。HAV IgG 是既往感染的指标，因其是保护性抗体，可保护机体免于再次感染，故可作为流行病学调查指标，以了解易感人群。
>
> 案例 25-2
>
> 问题1 患者可能患有慢性乙型病毒性肝炎。临床诊断乙型病毒性肝炎需要检测乙肝病毒（HBV）抗原抗体系统，即检测 HBsAg、HBeAg 及抗 HBs、抗-HBe、抗-HBc，统称"两对半"。
>
> 问题2 常见的检测结果与意义分析如下：HBsAg 阳性，是 HBV 感染的指标之一，见于 HBV 感染者或无症状携带者，如果持续阳性 6 个月以上则认为转向慢性肝炎；HBsAg、HBeAg 阳性，见于急性或慢性乙型肝炎，或无症状携带者，如果 HBeAg 持续阳性 10 周则认为转向慢性肝炎；HBsAg、HBeAg、抗 HBc 阳性，见于急性或慢性乙型肝炎（传染性强，"大三阳"）；HBsAg、抗-HBe、抗-HBc 阳性，见于急性感染趋向恢复（"小三阳"）；抗-HBs、抗-HBe、抗 HBc 阳性或抗-HBs、抗-HBe 阳性，见于既往感染恢复期；抗-HBe 阳性，见于既往感染或"窗口期"；抗 HBs 阳性，见于既往感染或接种过乙肝疫苗。
>
> 案例 25-3
>
> 问题1 该患者因血液透析发生肝炎，HCV RNA（+），anti-HCV IgM（+），排除了其他肝炎病毒，则为丙型肝炎病毒感染。
>
> 问题2 丙型肝炎病毒主要经血液途径传播。严格筛选献血员和加强血制品管理，严格医疗器械和设备的消毒处理，控制输血途径传播是丙型肝炎最主要的预防措施。

（于春涛）

第二十六章 人类免疫缺陷病毒

一、目标要求

1. 能叙述人类免疫缺陷病毒的传染源、传播途径及预防措施。
2. 能说出人类免疫缺陷病毒的形态结构、致病机制及微生物学检查。

二、学习要点

1. 生物学特性
   - 球形，RNA 双层衣壳。包膜上 gp120 构成刺突与病毒吸附易感细胞有关
   - 培养特性：HIV 仅感染 $CD4^+$ 的 T 细胞和巨噬细胞
   - 抵抗力：不强，56℃ 30 分钟可灭活病毒。室温 20~22℃ 中存活达 7 天

2. 致病性与免疫性

（1）传染源：是 HIV 无症状携带者和艾滋病患者

（2）传播途径
   - 性传播
   - 血液传播
   - 母婴传播

（3）致病机制：病毒能选择性地侵犯 $CD4^+$ 细胞，主要是 $CD4^+$ T 细胞，从而引起以 $CD4^+$ 细胞缺损和功能障碍为中心的严重免疫缺陷。

（4）临床表现
   - 急性期：感染后的 2~4 周，感染者血清中出现 HIV 抗原
   - 无症状的潜伏期：患者一般无症状，外周血中 HIV 抗原含量很低或检测不到
   - 免疫缺损期：即 AIDS 期，HIV 重新开始大量复制并造成免疫系统进行性损伤

（5）免疫性：机体免疫应答能力的丧失以及 HIV 抗原性改变等均可使病毒逃避免疫系统的清除作用，因此 HIV 感染后可终生携带病毒。

3. 防治原则：缺乏理想的疫苗，采用综合预防措施及多种药物综合疗法。

三、测试题

（一）名词解释

1. AIDS 2. HIV 3. 窗口期

（二）填空题

1. HIV 有 2 个型别，分别是_____和_____。在世界范围内引起 AIDS 流行的 HIV 型别为_____。

2. HIV gp120 糖蛋白的受体是_____分子。

3. HIV 的传染源主要是_____和_____。

4. HIV 的主要传播途径有_____、_____和_____。

5. HIV 的母婴传播方式主要有_____、_____和_____。

（三）选择题

A 型题

1. HIV 侵犯的主要细胞是
   A. T 细胞　　　　　　B. CD8$^+$ 细胞　　　　　C. CD4$^+$ 细胞
   D. B 细胞　　　　　　E. T 细胞、B 细胞

2. 关于 HIV 对理化因素的抵抗力，下列哪项是正确的
   A. 56℃ 30 分钟被灭活　　　　　　　　B. 22℃ 30 分钟被灭活
   C. 各种化学消毒剂对 HIV 均无灭活作用　　D. 紫外线对 HIV 无杀灭作用
   E. 各种抗生素可灭活病毒

3. HIV 的传播方式不包括
   A. 性接触传播　　　　B. 输血传播　　　　　　C. 垂直传播
   D. 使用血制品　　　　E. 食品、餐具传播

4. HIV 最易发生变异的部位是
   A. 核衣壳　　　　　　B. 衣壳　　　　　　　　C. 刺突糖蛋白
   D. 内膜　　　　　　　E. 包膜

（四）简答题

简述 HIV 的传染源及传播途径。

四、习题参考答案

（一）名词解释

1. 获得性免疫缺陷综合征（AIDS），由 HIV 感染引起，该病以传播迅速、免疫系统进行性损伤、高度致死性为主要特征。

2. 人类免疫缺陷病毒，侵犯人的 CD4$^+$ 细胞，引起艾滋病。

3. 是指从感染 HIV 到血清中出现抗体的过程。

（二）填空题

1. HIV-1　HIV-2　HIV-1
2. CD4
3. 艾滋病患者　HIV 无症状携带者
4. 性接触传播　血液血制品传播　母婴传播
5. 胎盘　产道　哺乳

（三）选择题

1. C　2. A　3. E　4. C

（四）简答题

艾滋病的传染源是 HIV 无症状携带者和艾滋病患者，HIV 可存在于血液、精液、阴道分泌物、乳汁、脑脊液、骨髓、中枢神经组织、皮肤等标本中。其传播方式主要有三种：①通过同性和异性间的性行为传播；②输入含 HIV 的血液和血制品、器官移植或骨髓移植、人工授精、静脉药瘾者共用污染的注射器和针头传播；③母婴传播，HIV 可经胎盘、产道

或哺乳等方式引起传播。

五、案例分析

患者王某某,男性,28岁,有不洁性交史和吸毒史。近半年来感觉疲乏无力,体重明显下降,腹泻,咽痛,口腔反复出现鹅口疮。近2周出现持续性不规则发热,颌下、颈部、腹股沟等多处淋巴结肿大,全身散在皮疹,未经过任何治疗。血常规检查:白细胞总数 $2.8 \times 10^9/L$、中性粒细胞计数 $1.6 \times 10^9/L$、淋巴细胞计数 $0.9 \times 10^9/L$,$CD4^+/CD8^+$ 比值下降。肺部 X 线检查见双肺弥漫性渗出影,未见明显结核病灶。

问题1 该患者可能是什么疾病,有何诊断依据?

问题2 还应做哪些病原学检查进一步明确诊断,如何预防该疾病传播?

案例解析

问题1 该患者可能是感染了艾滋病。患者有不洁性交史,近期内疲倦乏力,体重明显减轻,且有持续发热、皮疹、淋巴结肿大等艾滋病相关症状,故为疑似艾滋病病例。

问题2 正常人HIV病毒抗体为阴性,如果HIV抗体阳性,又具有艾滋病相关症状之一,即可确诊为艾滋病患者。进一步检查应检测HIV抗原及病毒分离等,但阳性率较低。

目前艾滋病尚不能治愈,也无有效疫苗预防。所以预防艾滋病只能采取综合性措施,从切断传播途径入手。

(于春涛)

第二十七章 虫媒病毒

一、目标要求

1. 熟知虫媒病毒的共同特性。
2. 能说出流行性乙型脑炎病毒和汉坦病毒的致病性、免疫性及特异性预防措施。

二、学习要点

1. 共同特性
   - 在节肢动物体内增殖，通过吸血节肢动物叮咬而传播
   - 病毒致病力强、潜伏期短、发病急，大多数引起人畜共患病
   - 病毒呈小球形，直径 20～70nm；核酸为单股正链 RNA，衣壳呈 20 面体立体对称，有包膜，包膜上有血凝素刺突
   - 病毒抵抗力弱，多种理化因素可使其灭活

2. 流行性乙型脑炎病毒

（1）生物学特性：球形，包膜表面有血凝素。其抗原性稳定，故应用疫苗预防效果好。

（2）致病性与免疫性
   - 传播媒介：库蚊，既是传播媒介又是储存宿主
   - 引起疾病：乙脑
   - 传染源：带病毒蚊虫叮咬过的家畜和家禽
   - 传播方式及流行：带病毒蚊虫叮咬易感人群则可引起人的感染，具有明显的季节性
   - 易感者：主要是 10 岁以下的儿童
   - 免疫：病后及隐性感染均可获得持久的免疫力

（3）防治原则：防蚊灭蚊和预防接种是预防本病的有效措施。

3. 汉坦病毒

（1）又名肾综合征出血热病毒，引起肾综合征出血热（HFRS），习惯称流行性出血热。

（2）生物学特性
   - 汉坦病毒呈圆形或卵圆形，RNA，外有包膜，包膜上有刺突
   - 在我国流行的是Ⅰ型（黑线姬鼠型）和Ⅱ型（褐家鼠型）
   - 对脂溶剂、酸、热、紫外线敏感

（3）致病性
   - 有明显的地区性和季节性，与鼠类的分布与活动有关
   - 传播方式：鼠体内的病毒随唾液、尿、呼吸道分泌物及粪便排出体外而污染环境，人和动物经呼吸道、消化道或直接接触等被传染
   - 致病：起病急，表现为高热、出血和肾损害

三、习题

（一）名词解释
1. 虫媒病毒　2. 自然疫源性疾病

（二）填空题
1. 在我国，主要由虫媒病毒引起的疾病有_____、_____、_____等。
2. 预防乙脑的基本措施是_____，保护易感者的重要环节是_____。
3. 乙脑患者病死率高，且易留下_____、_____、_____等后遗症。

（三）选择题
A 型题
1. 乙脑的传播媒介是
   A. 蚊　　　　　　　　B. 蜱　　　　　　　　C. 白蛉
   D. 螨　　　　　　　　E. 蝇
2. 肾综合征出血热的病原体是
   A. 登革病毒　　　　　B. 汉坦病毒　　　　　C. 新疆出血热病毒
   D. 乙肝病毒　　　　　E. 乙脑病毒
3. 乙脑最重要的传染源是
   A. 幼猪　　　　　　　B. 患者　　　　　　　C. 带病毒者
   D. 马　　　　　　　　E. 牛
4. 在乙脑的流行环节中，蚊是
   A. 传染源　　　　　　B. 中间宿主　　　　　C. 储存宿主
   D. 传播媒介和储存宿主　E. 传染源和储存宿主
5. 预防乙脑的基本措施是
   A. 接种丙种球蛋白　　B. 接种干扰素　　　　C. 防鼠灭鼠
   D. 防蚤灭蚤　　　　　E. 防蚊灭蚊

（四）简答题
1. 简述流行性乙型脑炎病毒的致病特点。
2. 简述汉坦病毒的致病特点。

四、习题参考答案

（一）名词解释
1. 指一大群在节肢动物体内增殖，通过吸血节肢动物叮咬人、家畜等而传播的病毒。
2. 指病原体除感染人外，还存在于动物储存宿主、传播媒介体内以及自然疫源地，易感人群进入自然疫源地受到感染所患的疾病。

（二）填空题
1. 流行性乙型脑炎　肾综合征出血热　登革热
2. 防蚊灭蚊　接种疫苗
3. 痴呆　偏瘫　失语

(三) 选择题

1. A　2. B　3. A　4. D　5. E

(四) 简答题

1. 流行性乙型脑炎病毒的致病特点是：①幼猪是最重要的传染源；②蚊既是传播媒介又是储存宿主；③多为隐性感染；④病毒侵入机体经两次病毒血症，穿过血-脑屏障进入脑组织增殖，造成脑膜及脑实质的病变，引起症状。

2. 汉坦病毒的致病特点是：①鼠类为主要储存宿主和传染源，病毒可随感染鼠的唾液、尿液和粪便排出体外污染环境；②传播途径为消化道、呼吸道、皮肤黏膜以及螨虫叮咬；③感染类型以显性感染为主，隐性感染少见；④以发热、出血、肾损害为主要特征；⑤致病机制为病毒对细胞的直接损伤以及病理性免疫应答所致。

五、案例分析

患者，男，9岁。于8月中旬出现发热、激烈头痛、伴有喷射状呕吐。查体：体温39℃，昏迷状态，面色潮红，呼吸急促，双侧瞳孔等大，对光反射迟钝，颈抵抗阳性，四肢肌张力较高，脑脊液微浑，新型隐球菌（-），乙型脑炎病毒特异性抗体IgM（+）。

问题1　请做出初步诊断，并说明诊断依据以及患儿的预后情况怎样？

问题2　说出该病的传染源、传播途径、易感人群及流性特征。

> **案例解析**
>
> **问题1**　该病例可能是乙型脑炎病毒感染引起的流行性乙型脑炎，简称为"乙脑"。根据患者症状、体征和免疫学检测结果可诊断。尤其是通过采集急性期患者血清或脑脊液，做特异性IgM抗体检测，具有早期诊断意义。该病预后情况较差，病死率高，幸存者可有不同程度的后遗症，表现为痴呆、瘫痪、失语、智力减退等。
>
> **问题2**　乙脑病毒主要以家畜（幼猪）为传染源，库蚊为储存宿主和传播媒介，病毒可长期储存在蚊体内，通过叮咬家畜或人使其感染。易感人群以自身免疫力较弱者为主，多在夏秋季散发，其流性特征与蚊子密度的高峰期一致。通过接种乙脑疫苗可以有效预防本病的发生。

（于春涛）

第二十八章　其他病毒及朊粒

一、目标要求

1. 熟知常见疱疹病毒的致病性及防治原则。
2. 能说出狂犬病毒的致病特点和预防措施。

二、学习要点

1. 概述
   - 病毒呈球形、有包膜的 DNA 病毒
   - 病毒可通过呼吸道、消化道、泌尿生殖道等侵入机体，可表现为增殖性感染和潜伏状态
   - 病毒可经胎盘感染胎儿，造成胎儿畸形、流产或死产，出生者可有发育迟缓、智力低下等

2. 单纯疱疹病毒

   （1）致病性与免疫性
   - 传染源：患者和健康带病毒者
   - 传播途径：主要是直接密切接触与性接触
   - 类型：①原发感染；②潜伏与再发感染

   （2）防治原则：无特异预防方法。避免与患者密切接触，切断传播途径可减少感染机会。

3. 水痘-带状疱疹病毒
   - 儿童初次感染引起水痘，在体内潜伏多年后复发表现为带状疱疹
   - 传染源：多为患者，冬春季流行，借飞沫经呼吸道或接触传播

4. 巨细胞病毒：引起先天性感染的主要病毒之一。孕妇要避免与 CMV 感染的患者接触。

5. EB 病毒：主要引起：①传染性单核细胞增多症；②非洲儿童恶性淋巴瘤；③EBV 与鼻咽癌的关系十分密切。

6. 狂犬病病毒

   （1）致病性
   - 传染源：患病或带病毒的动物
   - 传播途径：人被咬伤、抓伤而感染，病毒通过伤口进入体内
   - 潜伏期：长短取决于咬伤部位与头部的远近及伤口内病毒数量
   - 引起狂犬病又称恐水病，病死率几乎达 100%

   （2）防治原则
   - 家犬管理：注射犬用疫苗，捕杀野犬是重要措施
   - 人被动物咬伤后应立即采取下列措施：①立即用20%肥皂水、0.1%新洁尔灭或清水反复冲洗伤口，再用75%的碘酒烧灼；②用抗狂犬病病毒血清在伤口周围及底部注射并同时肌内注射；③及早接种狂犬疫苗

三、习题

(一) 名词解释

1. 内基小体　2. 朊粒

(二) 填空题

1. HSV-1 主要引起_____，病毒主要潜伏于_____ 和_____，HSV-2 主要引起_____，主要潜伏于_____。

2. 人乳头瘤病毒对_____和_____细胞有高度亲嗜性。

(三) 选择题

A 型题

1. 水痘-带状疱疹病毒主要损害
   A. 皮肤黏膜上皮细胞　　B. 白细胞和神经细胞　　C. 神经细胞
   D. 淋巴细胞　　　　　　E. T 淋巴细胞

2. 目前认为与鼻咽癌发病有关的病毒是
   A. 鼻病毒　　　　　　　B. EB 病毒　　　　　　C. 单纯疱疹病毒
   D. 麻疹病毒　　　　　　E. 巨细胞病毒

3. EBV 主要侵犯的细胞是
   A. CD_4 细胞　　　　　B. 红细胞　　　　　　　C. T 细胞
   D. 单核细胞　　　　　　E. B 细胞

4. 巨细胞病毒常引起
   A. 唇疱疹　　　　　　　B. 带状疱疹　　　　　　C. Kaposi 肉瘤
   D. 先天性畸形　　　　　E. 传染性单核细胞增多症

5. 导致胎儿先天性畸形的病毒有
   A. 风疹病毒、巨细胞病毒、单纯疱疹病毒 1 型
   B. 风疹病毒、流感病毒、腮腺炎病毒
   C. 风疹病毒、乙脑病毒、麻疹病毒
   D. 巨细胞病毒、腺病毒、乙型肝炎病毒
   E. 巨细胞病毒、鼻病毒、腮腺炎病毒

6. 狂犬病病毒是一种
   A. 嗜神经性病毒
   B. 嗜皮肤黏膜性病毒
   C. 嗜呼吸道黏膜性病毒
   D. 嗜多种组织细胞性病毒
   E. 导致病毒血症为主的病毒

7. 尖锐湿疣的病原体是
   A. 人乳头瘤病毒　　　　B. 单纯疱疹病毒　　　　C. 艾滋病病毒
   D. EB 病毒　　　　　　 E. 巨细胞病毒

(四) 简答题

1. 试述 HSV 的致病特点及其潜伏部位。

2. 试述狂犬病的主要防治措施。
3. 试述人乳头瘤病毒的传染源、传播途径及所致疾病。

四、习题参考答案

（一）名词解释

1. 狂犬病病毒在中枢神经细胞（主要是大脑海马回的锥体细胞）中增殖时，胞质内所形成的嗜酸性包涵体。组织切片检查内基小体，在诊断上很有价值。

2. 朊粒，又称传染性蛋白粒子或朊病毒，是一种由正常宿主细胞基因编码的构象异常的蛋白质，不含核酸，具有自我复制能力，目前认为是人和动物的传染性海绵状脑病（TSE）的病原体。

（二）填空题

1. 生殖器以外皮肤黏膜等感染　三叉神经节　颈上神经节　生殖器疱疹　骶神经节
2. 皮肤　黏膜上皮

（三）选择题

1. A　2. B　3. E　4. D　5. A　6. A　7. A

（四）简答题

1. HSV可形成原发感染、潜伏感染和再发感染。HSV-1的原发感染多见于儿童，以腰以上的感染为主，最常引起龈口炎、疱疹性角膜结膜炎、唇疱疹和皮肤疱疹性湿疹等。HSV-2的原发感染主要引起腰以下及生殖器的感染。HSV原发感染后，病毒可在机体形成潜伏感染。HSV-1潜伏于三叉神经节和颈上神经节，HSV-2潜伏于骶神经节。当人体受到各种刺激，可引起局部复发性疱疹，再发感染的部位常在原发感染灶的同一部位或附近。

2. 加强家犬管理，注射犬用疫苗。高危人群可用狂犬病毒灭活疫苗作特异性预防。人被动物咬伤后，应及时清创，尽早接种灭活疫苗并注射抗狂犬病毒血清或狂犬病毒免疫球蛋白。

3. 传染源为患者或带毒者，主要通过直接或间接接触感染部位或污染物品传播，生殖器感染主要由性接触传播，新生儿可在产道感染。

可引起皮肤和黏膜的各种乳头瘤（疣），临床上常见的有寻常疣、跖疣、扁平疣和尖锐湿疣等。

五、案例分析

患儿，男，12岁。左小腿腓肠肌部位被犬咬伤，伤口面积不大且出血量少，未作处理。2个月后，患儿出现发热、咬伤处麻木刺痛、咽喉部有紧缩感，遂入院。入院当天出现抽搐，每隔1~2小时发作1次，每次持续15~30秒，伴口吐白沫，次日出现狂躁、失语、流涎，见光、遇风、听水声均可诱发咽肌痉挛和抽搐，给予对症支持疗法。入院第7天因呼吸、循环衰竭死亡。诊断为狂犬病。

问题1　该患儿最初被犬咬伤后最大的失误表现在哪？应该怎样做？
问题2　在这起狂犬咬人事件中，应当汲取哪些教训？

> **案例解析**
>
> 问题1 最大的失误是没有及时对伤口进行处理和进行免疫预防。正确的做法首先应立即处理伤口，可用20%的肥皂水、0.1%苯扎氯铵或清水反复冲洗伤口，再用75%的乙醇或碘酊消毒。然后做免疫预防，注射抗狂犬病毒免疫血清和狂犬疫苗（5针）。
>
> 问题2 狂犬病死亡率高，几近100%，所以预防狂犬病至关重要。要捕杀无主犬，加强家犬管理，给家犬定期接种兽用狂犬疫苗。一旦被狂犬咬伤要采取及时正确的施救措施。

（于春涛）

下篇 人体寄生虫学

第一部分 实验指导

扫码"学一学"

实验十七 医学蠕虫实验

一、线虫标本观察

【实验目的】

1. 能叙述蛔虫受精卵和未受精卵、钩虫卵、鞭虫卵、蛲虫卵的形态特征。
2. 能说出两种钩虫成虫的外部形态和主要鉴别点及两种丝虫微丝蚴的鉴别要点。
3. 能辨别蛔虫成虫、蛲虫成虫、鞭虫成虫、旋毛虫幼虫的形态特征。

【实验内容】

1. 似蚓蛔线虫（蛔虫）

（1）蛔虫卵玻片标本　受精蛔虫卵宽椭圆形，卵壳厚而透明，壳外附有一层棕黄色的蛋白质膜，蛋白质膜常有脱落，卵内为1个未分裂的圆形卵细胞，在卵细胞与两端卵壳之间，有新月形的间隙。未受精蛔虫卵常为长圆形或窄椭圆形，卵壳与蛋白质膜均较薄，卵内充满大小不等的曲光颗粒。

（2）蛔虫唇瓣玻片标本　3片唇瓣呈"品"字形，1片在背面，2片在腹面。

（3）雄虫尾部玻片标本　象牙状交合刺1对。

（4）成虫大体标本　成虫为长圆柱状，体表有横纹和两条侧线，雄虫尾端向腹部卷曲。

2. 毛首鞭形线虫（鞭虫）

（1）鞭虫卵玻片标本　较受精蛔虫卵小，黄褐色，卵壳厚，外形似腰鼓，两端各有一透明塞，内含一尚未发育的卵细胞。

（2）成虫大体标本　虫体形似马鞭，灰白色，前3/5处细长，后2/5处较粗，雄虫尾端向腹面弯曲。雌虫尾端无弯曲。

（3）成虫寄生肠道病理标本　注意观察成虫细长的前端插入肠黏膜的特点。

3. 十二指肠钩口线虫和美洲板口线虫（钩虫）

（1）钩虫卵玻片标本　两种钩虫卵形态相似，中等大小，椭圆形，卵壳薄、无色透明，卵内可见2~8个卵细胞，卵壳与细胞之间有明显的间隙。

（2）成虫大体标本　虫体细长圆柱形，活时肉红色，死后灰白色。雌虫长约1cm，尾端钝圆。雄虫较小，尾端有膨大的交合伞。十二指肠钩虫弯曲成"C"形，美洲钩虫弯曲成"S"形。

（3）两种钩虫的头部和雄虫尾部染色玻片标本　十二指肠钩虫口囊有两对钩齿，交合刺两根末端分开。美洲钩虫口囊有1对板齿,交合刺末端呈倒钩状。

(4) 观察钩虫成虫寄生在肠黏膜上病理标本　钩虫以口囊附着于肠黏膜上。

4. 蠕形住肠线虫（蛲虫）

(1) 蛲虫卵玻片标本　虫卵长圆形如柿核,较受精蛔虫卵小,无色透明,两侧不对称,一侧较平,一侧稍凸,卵壳较厚,内含一蝌蚪期幼虫。

(2) 成虫大体玻片标本　注意观察头翼、食道球。在低倍镜下观察成虫头端由角皮层膨大而形成头翼,咽管末端呈球形,为本虫鉴别要点。

(3) 成虫大体标本　虫体细小,白色,形如白色线头状,雌虫长1cm左右,虫体后1/3部分尖细;雄虫较小,长3~5mm,虫体尾端向腹面弯曲。

5. 班氏吴策线虫与马来布鲁线虫（丝虫）

(1) 两种微丝蚴染色玻片标本　高倍镜下观察微丝蚴的大小、体态、头间隙的长宽比例、体核的形态及排列和尾部有无尾核,注意班氏微丝蚴与马来微丝蚴的区别。

(2) 成虫大体标本　肉眼观察,注意成虫呈细丝状、乳白色特征。

6. 旋毛形线虫（旋毛虫）　旋毛虫幼虫囊包玻片标本:低倍镜观察,注意囊包内幼虫的大小、形态及囊包长轴与肌纤维平行的特点。梭形囊包中常含1~2条细长、卷曲的幼虫。

二、吸虫标本观察

【实验目的】

1. 能叙述肝吸虫卵、肺吸虫卵、姜片虫卵、日本血吸虫卵的形态特征及其鉴别要点。
2. 能辨别吸虫成虫的形态特征,比较各成虫大小、外形、生殖系统、口腹吸盘、消化管道的形态区别。
3. 能辨别各吸虫的中间宿主及媒介水生植物。

【实验内容】

1. 华支睾吸虫（肝吸虫）

(1) 虫卵玻片标本　肝吸虫卵是人体蠕虫卵中最小的虫卵,形似芝麻状,黄褐色,顶端有突起的卵盖,卵盖和卵壳镶嵌处稍向外突起形成肩峰,另一端有1个小疣,卵内有1个毛蚴。

(2) 成虫玻片标本　低倍镜下观察吸盘,口吸盘略大于腹吸盘,睾丸2个呈分支状前后排列,约占体长的1/3。分叶状的卵巢位于虫体中与后1/3交界处,卵巢的后方有1个较大的受精囊。

(3) 成虫大体标本　注意虫体的形态、大小、厚度、颜色及狭长树叶状的外形特征。

(4) 中间宿主　第一中间宿主有豆螺、沼螺和涵螺,第二中间宿主有淡水鱼、虾。

2. 布氏姜片吸虫（姜片虫）

(1) 虫卵玻片标本　姜片虫卵是人体蠕虫卵中最大的虫卵,椭圆形,淡黄色,卵壳薄,卵盖小（不明显）,卵内含1个卵细胞和20~40个卵黄细胞。

(2) 成虫玻片标本　注意观察其生殖系统、口腹吸盘、消化系统等特征。虫体背腹扁平肥厚，腹吸盘较口吸盘大4~5倍，肌肉相当发达。

（3）成虫大体标本的观察　用肉眼观察成虫固定标本，注意虫体的形态、大小、厚度和腹吸盘的位置。

（4）中间宿主及水生植物　肉眼观察扁卷螺、水红菱、荸荠和茭白。

3. 卫氏并殖吸虫（肺吸虫）

（1）虫卵玻片标本　虫卵呈金黄色，长椭圆形，形态常不规则，卵壳厚薄不均，卵盖大，常倾斜，卵内含有1个未分裂的受精卵细胞和10多个卵黄细胞。

（2）成虫大体玻片标本　生殖器官2个睾丸位于虫体后1/3，左右并列，卵巢与子宫并列于腹吸盘之后。

（3）成虫大体标本的观察　注意虫体的形态、大小、颜色及如半粒黄豆状的外形特征。

（4）中间宿主　第一中间宿主川卷螺，第二中间宿主溪蟹、蝲蛄。

4. 日本血吸虫

（1）虫卵玻片标本　虫卵呈宽椭圆形，淡黄色，卵壳薄而均匀，无卵盖，有1个小侧棘。卵壳周围常有污物黏附。成熟虫卵内含有毛蚴。

（2）尾蚴玻片标本　低倍镜下观察尾蚴染色玻片标本，注意尾蚴分为体部、尾部，体部为长椭圆形，尾部分叉及尾叉的长度小于尾干长度1/2的特点。

（3）成虫大体玻片标本　注意观察雄虫抱雌沟、7个睾丸及肠道分支特征，观察雌虫卵巢、输卵管、管状子宫形态特征。

（4）成虫大体标本　注意虫体的形态、大小、雄虫的抱雌沟、雌雄合抱状态和雌、雄虫的区别。

（5）中间宿主　观察钉螺的形态、大小、颜色等特征。

（6）受染动物的病理标本　肉眼观察病兔肠系膜静脉中灰色或白色的虫体及病兔肝表面的灰白色虫卵结节。

三、绦虫标本观察

【实验目的】

1. 能叙述带绦虫卵的形态及鉴别特点。
2. 能辨别两种带绦虫成虫、头节、孕节片及囊尾蚴的形态特征。
3. 能辨别棘球蚴的形态及结构特征。

【实验内容】

1. 链状带绦虫（猪带绦虫）

（1）带绦虫卵　虫卵呈球形或近球形，外有很厚胚膜，棕黄色，具放射状条纹，内含有六钩蚴，新鲜卵的六钩蚴可见3对小钩。两种带绦虫卵形态相似，镜下不易区分。

（2）成虫大体标本　虫体长2~4m，乳白色，前端窄，后端宽，其未成熟节片宽大于长，成熟节片长宽相等，妊娠节片长大于宽，生殖孔呈左右不规则排列。

（3）头节染色玻片标本　低倍镜下观察头节的形态呈球形，有4个吸盘，其顶端有顶突，围绕顶突有2排小钩，颈部是紧连接头节的部分，比较窄细。

（4）孕节的染色玻片标本　猪带绦虫孕节每侧分支为 7～13 支（即由子宫干基部向节片两侧发出者，而非子宫侧支再细分者）。

（5）猪囊尾蚴玻片标本　椭圆形，白色，半透明囊状物，囊内充满囊液，内有 1 个小白点为头节，头节的结构和成虫头节相似。

（6）受染动物病理标本　肉眼观察被猪囊尾蚴寄生的猪肉，注意囊尾蚴呈黄豆状，其外周被宿主组织反应形成的囊壁所包围，囊内充满液体，其头节由囊壁内凹形成 1 个白色圆点，似米粒。

2. 肥胖带绦虫（牛带绦虫）

（1）虫卵玻片标本　两种带绦虫卵形态相似，镜下不易区分。

（2）成虫大体标本　乳白色，长 4～8m。节片肥厚，有 1000～2000 节，头节方形，幼节短而宽，成节近方形，孕节比猪带绦虫孕节长。

（3）头节染色标本　低倍镜下观察头节的形态及头节上的 4 个吸盘，无顶突及小钩。

（4）孕节染色玻片标本　牛带绦虫孕节每侧分支为 15～30 支。

（5）牛囊尾蚴玻片标本　肉眼观察玻片标本不易区别牛囊尾蚴与猪囊尾蚴。低倍镜下观察牛囊尾蚴的玻片标本，囊内的头节仅有吸盘而无顶突及小钩。

（6）受染动物病理标本　肉眼观察被牛囊尾蚴寄生的牛肉。

3. 细粒棘球绦虫（包生绦虫）

（1）棘球蚴砂染色标本　即棘球蚴囊中所含的原头蚴和育囊，低倍镜下观察原头蚴，可见头节呈圆形，头节可见吸盘、顶突和小钩，顶突有外翻和凹入者。染色较深呈圆形处即为吸盘所在（由于吸盘重叠，4 个吸盘一般不易全部看见）。

（2）受染动物病理标本　肉眼观察寄生于动物肝脏中的棘球蚴。可见棘球蚴为大小不等，乳白色，半透明，囊壁似粉皮状的圆形囊状体。

四、蠕虫卵的常用检查方法

（一）粪便直接涂片法

【实验目的】

能叙述粪便直接涂片法检查蠕虫卵的操作过程，学会镜下寻找、鉴别粪便中的蠕虫卵。

【实验原理】

将粪便用生理盐水在载玻片稀释涂片，在显微镜下观察是否有虫卵、幼虫、包囊等。

【实验材料】

1. 标本　粪便。

2. 其他　载玻片、竹签、生理盐水、显微镜等。

【实验方法】

1. 于载玻片中央滴加生理盐水 1 滴。

2. 用竹签挑取绿豆大小的粪便，在生理盐水中均匀摊开。粪便量要适中。粪便过多，

扫码"看一看"

则涂片太厚不利于观察；粪便太少，则涂片薄影响检出率。制好的涂片以透过水膜能隐约看到课本的字迹为适宜。

3. 加盖玻片，镜检。先在低倍镜下观察，发现可疑物再转高倍镜观察。

4. 观察完毕后，将玻片放于消毒缸中。

【注意事项】

1. 取材时应取粪便不同部位的材料。

2. 观察虫卵光线不宜太强，可用聚光器调节至合适光线。

3. 制好的涂片不能干燥，否则不易辨认虫卵。观察宜从盖玻片一角开始，按阅读的顺序观察以免遗漏。

4. 粪便中含有各种植物细胞、酵母菌、花粉、植物纤维和未完全消化的食物残渣等，容易与虫卵混淆，必须注意鉴别。

5. 由于取材少、检出率低，连续涂片3次，可提高检出率。

（二）饱和盐水浮聚法

扫码"看一看"

【实验目的】

能说出饱和盐水浮聚法查蠕虫卵的操作过程。

【实验原理】

此法利用某些蠕虫卵的比重小于饱和盐水，虫卵可浮于水面的原理。此法适用于检查各种线虫卵，尤以检查钩虫卵的效果最好，也可检查带绦虫卵和微小膜壳绦虫卵，但不适宜检查吸虫卵和原虫包囊。

【实验材料】

1. **标本** 粪便。
2. **其他** 浮聚杯或青霉素小瓶、载玻片、竹签、滴管、饱和盐水、显微镜等。

【实验方法】

1. 用竹签取黄豆大小的粪便（约1g）置于浮聚杯或青霉素小瓶内。

2. 先加少许饱和盐水搅和、拌匀。

3. 再加饱和盐水至杯口，挑出粗大粪渣。

4. 改用滴管加饱和盐水至液面略高于杯口又不溢出为止。

5. 在杯口上轻轻覆盖一张洁净的载玻片，静置15分钟。

6. 将载玻片向上提取并迅速翻转，加盖玻片，立即镜检。

饱和盐水的配制：将食盐慢慢加入盛沸水的烧杯内，同时不断搅动，直至食盐不再溶解为止，即配成饱和盐水（100ml沸水需加30~40g食盐），装瓶备用。饱和盐水的比重为1.20。

【注意事项】

1. 本法适用于检验各种线虫卵（钩虫卵尤佳）、带绦虫卵及短膜壳绦虫卵，但不宜用于吸虫卵及原虫包囊的检查。

2. 需将粪便充分捣碎，使虫卵得以上浮。加饱合盐水时，应使饱合盐水至略高于杯口又不溢出，提起载玻片时，应迅速呈抛物线翻转玻片，以免使黏附在载玻片上的虫卵丢失。

3. 有人主张在加饱和盐水 20 分钟后再覆盖载玻片，立即提起翻转后再加盖玻片镜检，这样可使虫卵黏附于干燥的载玻片上，效果更好。

（三）透明胶纸法

【实验目的】

能说出用透明胶纸法检查蛲虫卵、牛带绦虫卵的操作过程。

【实验原理】

利用某些寄生虫在肛门周围产卵的特性，用透明胶纸在肛门周围粘贴采集虫卵检查。

【实验材料】

透明胶纸带、载玻片、特种铅笔、显微镜等。

【实验方法】

1. 将透明胶纸（2cm 宽）剪成 6cm 长，贴于载玻片上备用。
2. 检查时将胶纸揭下，用黏面粘擦受检者肛门周围的皮肤，可用棉签按压无胶一面，使胶面与皮肤充分接触。
3. 揭下胶纸复位于玻片上，镜检。

【注意事项】

1. 本法适用于蛲虫卵、牛带绦虫卵的检查。
2. 检查时间，宜在清晨便前。
3. 如首次检查阴性，可连续检查 2~3 天。
4. 若胶纸下有许多气泡，可撕开胶纸加 1 滴生理盐水或二甲苯，再覆盖胶纸后镜检。

（吴　楠）

扫码"看一看"

实验十八　医学原虫实验

一、原虫标本观察

【实验目的】

1. 能叙述溶组织内阿米巴组织型滋养体与包囊的形态特以及包囊与结肠内阿米巴包囊的区别。

扫码"学一学"

2. 能叙述阴道毛滴虫的形态特征。
3. 能说出蓝氏贾第鞭毛虫包囊、滋养体的形态特征。
4. 能说出杜氏利什曼原虫无鞭毛体的形态特征。
5. 能说出薄血片间日疟原虫红内期的形态及与恶性疟原虫的鉴别特征。

【实验内容】

1. 溶组织内阿米巴（痢疾阿米巴）

（1）痢疾阿米巴滋养体铁苏木素染色玻片标本　用油镜、高倍镜观察滋养体的大小及内、外质的区别，形态、伪足及内质中有无红细胞。先用高倍镜找到虫体，然后用油镜观察，或直接用油镜寻找。虫体外质透明，可见舌状或指状伪足，内质呈颗粒状，内有1个核，圆形，核膜内缘的染色质粒大小较一致，排列整齐，核仁小而圆，位于中央。组织型滋养体内质含有红细胞，红细胞的形态随消化程度不同而异。

（2）痢疾阿米巴包囊铁苏木素染色玻片标本　观察包囊的核的形状、核膜、染色质粒及核仁大小与位置等，注意包囊的形态，核的数目及结构，未成熟包囊的拟染色体的形态、数目，糖原泡的形状。包囊呈圆球形，染成蓝黑色。囊壁厚，不着色。核通常1~4个，成熟包囊具4个核，核结构与滋养体相同，糖原泡在染色时被溶解，成为空泡，拟染色体深蓝色，棒状，两端较钝圆。成熟包囊常缺拟染色体。

2. 结肠内阿米巴包囊铁苏木素染色玻片标本　注意结肠内阿米巴与痢疾阿米巴包囊的区别。包囊较溶组织内阿米巴的包囊大，圆球形，胞核1~8个，核构造和滋养体相似。拟染色体的两端不整齐似碎片状或草束状。

3. 阴道毛滴虫

（1）阴道毛滴虫染色玻片标本　阴道毛滴虫滋养体染色标本可见虫体呈梨形或椭圆形，轴柱贯穿虫体并从末端伸出，虫体前1/3处可见1个椭圆形胞核，从虫体前缘发出4根前鞭毛和1根后鞭毛。体外侧前1/2处有一波动膜，其外缘与向后延伸的后鞭毛相连。

（2）阴道毛滴虫活体玻片标本　阴道毛滴虫活滋养体呈无色透明状，有折光性，体态多变，活动力强。

4. 蓝氏贾第鞭毛虫

（1）贾第虫滋养体铁苏木素染色玻片标本　滋养体正面观似半个纵切的倒置梨形，侧面观呈瓢状。两侧对称，背面隆起，腹面前半部向内凹陷形成左右2个吸盘，每叶吸盘有1个圆形的泡状细胞核。1对轴柱纵贯虫体，鞭毛4对。

（2）贾第虫包囊铁苏木素染色玻片标本　包囊呈卵圆形，囊壁很厚，不着色。2对核偏于一端，核仁清晰，并可见到鞭毛、轴柱及丝状物。

5. 杜氏利什曼原虫（黑热病原虫）　黑热病原虫无鞭毛体染色玻片标本：虫体细小，圆形或椭圆形，吉姆萨染色标本中，胞质呈天蓝色，胞核1个，团块状，呈红色。

6. 间日疟原虫　间日疟原虫红细胞内各期形态瑞氏或吉姆萨染色玻片标本：用油镜观察间日疟原虫的早期滋养体（环状体）、晚期滋养体（大滋养体）、未成熟裂殖体、成熟裂殖体、雌配子体及雄配子体，注意疟原虫细胞核、细胞质及疟色素的颜色、形态及分布，以及被寄生的红细胞大小、着色及有无薛氏小点。

（1）环状体　纤细环状，直径约占红细胞的1/3。染色后胞质蓝色，有1个深红色的核，中间为空泡，形似红宝石戒指。

（2）大滋养体　核略增大，可见伪足，胞质内有黄棕色烟丝状疟色素，被寄生的红细胞略胀大，染色变淡，并出现淡红色的薛氏点。

（3）裂殖体　早期裂殖体只见核分裂而无胞质分裂。成熟裂殖体含 12～24 个椭圆形裂殖子，排列不规则，疟色素集中在中央。虫体占满胀大的红细胞。

（4）配子体　①雄配子体：圆形，略大于正常红细胞，胞质色蓝略带红，核疏松，淡红色，位于中央，疟色素分散。②雌配子体：圆形，占满胀大的红细胞，胞质蓝色，核结实，较小，深红色，偏于一侧，疟色素分散。

7. 恶性疟原虫　观察恶性疟原虫早期滋养体及配子体染色玻片标本，方法及内容同间日疟原虫，注意两种疟原虫的区别。

（1）环状体　（需与间日疟原虫比较）虫体小，直径约为红细胞的 1/5，常见多个虫体寄生在 1 个红细胞内，且有虫体寄生在红细胞的边缘，1 个虫体有 2 个核较常见。

（2）配子体　①雄配子体：腊肠形，两端钝圆，胞质色蓝略带红，核位于中央，疏松、淡红色，疟色素黄棕色，小杆状，在核周围较多。②雌配子体：新月状，两端较尖。胞质蓝色。核位于中央，结实，较小，深红色。疟色素深褐色，多在核周围。

二、肠道原虫滋养体和包囊的常用检查方法

【实验目的】

能说出粪便直接涂片法检查原虫滋养体和包囊的操作方法及注意事项。

【实验原理】

将粪便用生理盐水在载玻片稀释涂片，在显微镜下观察活滋养体，加碘液染色可使包囊呈棕黄色查包囊。

【实验材料】

1. 标本　粪便。
2. 其他　载玻片、竹签、碘液、生理盐水、显微镜等。

【实验方法】

1. 活滋养体观察　取一洁净玻片，中央滴 1 滴生理盐水，挑取有脓血黏液的粪便少许，在生理盐水中混匀，涂开，盖上盖玻片，高倍镜下检查。活滋养体的外质透明，伸出指状或舌状伪足作定向运动，使虫体形态不断发生变化。内质可见细胞核和内含物。如果标本取自培养液，虫体内含有许多淀粉颗粒。

2. 碘液染色标本查包囊　挑取少许粪便用生理盐水制成涂片，加上盖玻片，在盖玻片旁边滴 1 滴碘液（碘液不宜过多），使碘液慢慢渗到粪液中，置高倍镜下观察。染色后包囊呈棕黄色，圆球形，囊壁不着色，发亮。核呈小圆圈状、糖原泡着色较深。拟染色体呈亮棒状。

碘液配制：碘化钾 4g，碘 2g，蒸馏水 100ml。

【注意事项】

1. 检查滋养体时，涂片应较薄。粪便要新鲜，要求取排出后半小时内的粪便，取黏液脓血部分，可提高检出率。气温近体温时滋养体活动明显，如果天气寒冷，取得的标本要立即检查或保温处理，否则原虫的活动力减弱。

2. 注意溶组织内阿米巴与其他阿米巴滋养体、包囊的鉴别。

（吴　楠）

扫码"学一学"

实验十九　医学节肢动物实验

一、医学节肢动物标本观察

【实验目的】

1. 能识别蝇生活史各期形态特征。
2. 能说出其他节肢动物形态特征。

【实验内容】

1. 蝇玻片标本

（1）成蝇口器　舐吸式口器，由基喙、中喙和唇瓣组成。唇瓣 1 对，椭圆形，其内有许多气管样构造。

（2）成蝇足　足部多毛，末端有爪及爪垫各 1 对，爪垫多细毛，并能分泌黏液。

（3）幼虫（蛆）液浸标本　圆锥形，前端较细，后端呈截面，无足无眼，乳白色，具后气门，后气门的形态因种而异。

（4）蛹液浸标本　表面有一层硬的蛹壳，5~8mm 长，两端略圆，形似红豆，初期呈乳黄色，后逐渐呈棕褐或棕黑色。

2. 蚤成虫玻片标本　体呈黄褐色，分节，短小，两侧稍扁平，全身有许多向后生长的鬃和刺，有些蚤的颊部和前胸后缘有黑色坚硬粗壮的刺，称为颊节或前胸节。刺吸式口器，无翅，足 3 对，很发达。

3. 恙螨幼虫、人疥螨成虫和蠕形螨玻片标本

（1）疥螨　体小，短椭圆形，背面有波状皱纹和长短不一的刚毛和刺，足 4 对，短，雌雄成螨前两对足末端均有长柄吸垫。

（2）恙螨幼虫　足 3 对，躯体背部有盾板，形状随虫种而异，盾板上有 2 根感毛及 4 根盾板毛，背毛有序排列，有分类学上的意义。

（2）蠕形螨成虫　体长，呈蠕虫状，乳白色，躯体分足体和末体两部分，末体表有环状横纹。毛囊蠕形螨较长，足体约占躯体的 1/3，足 4 对，末体占体长的 2/3。皮脂蠕形螨略短，足体约占体长的 1/2。

二、人体蠕形螨常用的检查方法

【实验目的】

能说出检查人体蠕形螨的操作方法及注意事项。

【实验原理】

将透明胶纸在夜间入睡前粘在人体两侧鼻翼、鼻沟皮肤上，这样人体蠕形螨在夜间爬出皮肤外活动时就可以被粘在透明胶纸上，早晨再揭下透明胶纸进行镜下检查。或者用双手拇指甲相对用力挤压受检者鼻翼两侧皮肤（或其他部位），或用痤疮压迫器、弯头小镊子等器械挤压，挤出线头状皮脂镜下检查。

【实验材料】

透明胶纸、70%甘油水溶液、载玻片、刮片、牙签、显微镜等。

【实验方法】

1. 透明胶纸法

（1）剪取2cm宽的透明胶纸约6cm，粘贴于载玻片上。

（2）晚上睡觉前洗净面部，将透明胶纸粘于两侧鼻翼、鼻沟，于次日早晨揭下，贴于载玻片上。

（3）撕开胶纸加70%甘油，再覆盖胶纸后镜检。

2. 挤压法 用双手拇指甲相对用力挤压受检者鼻翼两侧皮肤（或其它部位），或用痤疮压迫器、弯头小镊子等器械挤压，挤出线头状皮脂，刮下皮脂置载玻片上的70%甘油水溶液内，盖上盖玻片轻压，镜检。

【注意事项】

1. 用透明胶纸检查时，洗面后不要再用化妆品，以利于粘贴透明胶纸。此法既可检查蠕形螨，同时也有治疗作用。

2. 用挤压法检查时，挤压后用乙醇棉球消毒，以防感染。忌挤压毛囊炎等炎症部位。

三、人疥螨常用的检查方法

【实验目的】

能说出检查人疥螨的操作方法及注意事项。

【实验原理】

疥疮隧道的盲端呈针尖大小的灰白色小点，常有虫体隐藏。轻轻斜刺虫点底部，挑出疥螨。

【实验材料】

70%甘油水溶液、载玻片、刮片、针头、酒精灯、显微镜等。

【实验方法】

1. 用消毒针头沿隧道的方向轻轻地拨开至末端,如在隧道末端发现灰白色虫点,轻轻斜刺虫点底部,挑出疥螨。

2. 如找不到虫点,用钝刀片刮丘疹或水疱的底部,将虫点或刮出物置于载玻片上,滴1滴生理盐水或甘油,盖上盖玻片,然后置显微镜下观察。

【注意事项】

1. 典型疥疮可根据皮损的好发部位,即隧道、丘疹、水疱取材。躯干及四肢近端不易发现虫点,需用刮片法。

2. 为了提高阳性率,可多取材料。

（张金彪）

第二部分 学习指导

第二十九章 总 论

一、目标要求

1. 能叙述中间宿主、终宿主、生活史、感染阶段的概念及寄生虫对宿主的作用。
2. 能说出宿主对寄生虫的作用和寄生虫病的流行特点与防治原则。

二、知识要点

1. 人体寄生虫学 {研究人体寄生虫及其与宿主相互关系的一门科学;包括医学原虫学、医学蠕虫学、医学节肢动物学

2. 共生 {共栖：一方受益，另一方既不受益，也不受害;互利共生：双方在营养上互相依赖，彼此都受益;寄生：两种生物生活在一起，其中一方受益，另一方受害，受害的一方叫宿主，获利并生存的动物叫寄生虫

3. 寄生虫的类别 {专性寄生虫;兼性寄生虫;偶然寄生虫;体内和体外寄生虫;长期性寄生虫和暂时性寄生虫;机会致病寄生虫

4. 宿主的类别 {终宿主：寄生虫成虫或有性生殖阶段寄生的宿主;中间宿主：寄生虫幼虫或无性生殖阶段寄生的宿主;保虫宿主：某些蠕虫成虫或原虫某一发育阶段寄生于除人体外的某些脊椎动物

5. 生活史 {定义：寄生虫生长、发育、繁殖的全过程;类型{直接型：完成生活史不需要中间宿主，虫卵或幼虫在外界发育到感染期后直接感染人;间接型：完成生活史需要中间宿主

6. 寄生虫对宿主的致病作用：夺取营养、机械性损伤、毒素及免疫损伤。

7. 寄生虫病的实验诊断：病原学诊断是最可靠的诊断方法，免疫学检查和分子生物学检查是重要的辅助诊断方法。

8. 寄生虫病的流行环节：传染源、传播途径、易感人群。

9. 防治原则：控制或消灭传染源、切断传播途径、保护易感人群。

三、习题

（一）名词解释

1. 生活史　2. 人体寄生虫学　3. 终宿主　4. 保虫宿主

（二）填空题

1. 寄生虫感染人体的途径包括_____、_____、_____、_____、_____。
2. 人体寄生虫包括3大类_____、_____、_____。
3. 寄生虫病的流行环节包括_____、_____、_____。
4. 寄生虫对人体的致病作用有_____、_____、_____。

（三）选择题

A 型题

1. 建国初期我国重点防治的"五大寄生虫病"是
    A. 疟疾、丝虫病、血吸虫病、钩虫病、黑热病
    B. 血吸虫病、疟疾、阿米巴痢疾、蛔虫病、黑热病
    C. 血吸虫病、钩虫病、疟疾、蛔虫病、黑热病
    D. 血吸虫病、钩虫病、黑热病、疟疾、蛔虫病
    E. 蛔虫病、丝虫病、血吸虫病、钩虫病、疟疾

2. 寄生虫病流行的3个特点
    A. 多发性、季节性、连续性
    B. 多发性、自然疫源性、阶段性
    C. 地方性、季节性、自然疫源性
    D. 地方性、阶段性、自然疫源性
    E. 阶段性、连续性、季节性

3. 寄生虫生活史的世代交替是指
    A. 更换宿主　　　　　　　　　　　　B. 有保虫宿主
    C. 自由生活与寄生生活交替　　　　　D. 有性生殖和无性生殖交替
    E. 卵生与胎生交替

4. 寄生虫病的传染源包括
    A. 患者　　　　　B. 患者和保虫宿主　　　C. 带虫者和保虫宿主
    D. 患者和带虫者　　E. 患者、带虫者、保虫宿主

5. 寄生虫的幼虫期或无性繁殖阶段寄生的宿主称为
    A. 终宿主　　　　B. 保虫宿主　　　C. 中间宿主
    D. 转续宿主　　　E. 传播媒介

（四）简答题

1. 简述寄生虫生活史的类型。
2. 防治寄生虫病应采取哪些综合措施？
3. 寄生虫对宿主的作用有哪几方面？各举例说明。
4. 寄生虫病流行的基本环节有哪些？

四、习题参考答案

（一）名词解释

1. 指寄生虫完成一代生长、发育和繁殖的全过程。
2. 研究与人体健康有关的寄生虫的形态结构、生理活动和生存繁殖规律，阐明寄生虫与人体及外界因素的相互关系的科学。包括医学原虫学、医学蠕虫学和医学节肢动物学3部分。
3. 指寄生虫成虫或有性生殖阶段所寄生的宿主。
4. 某些蠕虫成虫或原虫某一发育阶段既可寄生于人体也可寄生于某些脊椎动物，在一定条件下可传播给人。这些脊椎动物在流行病学上称为保虫宿主或储存宿主。

（二）填空题

1. 经口　皮肤　媒介昆虫　接触　胎盘传播
2. 医学原虫　医学蠕虫　医学节肢动物
3. 传染源　传播途径　易感人群
4. 机械性损伤　夺取营养　毒性作用及过敏原作用

（三）选择题

1. A　2. C　3. D　4. E　5. C

（四）简答题

1. ①直接型：完成生活史不需中间宿主，感染期虫卵或幼虫直接感染人；②间接型：完成生活史需要中间宿主，幼虫在中间宿主体内发育到感染期后经中间宿主感染人。

2. ①控制或消灭传染源：普查普治带虫者和患者，查治或处理保虫宿主；②切断传播途径：管粪、管水、搞好环境卫生及个人卫生、控制或消灭媒介节肢动物和中间宿主；③保护易感者：集体和个人防护、药物防护、改变不良饮食习惯、改进生产方法和条件等。

3. ①机械性损伤：如蛔虫引起的肠梗阻、肠穿孔等；②夺取营养，引起发育障碍：如蛔虫、血吸虫寄生引起的营养不良；③毒素作用：如钩虫分泌的抗凝素等；④免疫损伤：如尾蚴性皮炎。

4. 寄生虫病流行的基本环节：①传染源：患者、带虫者、保虫宿主；②传播途径：经口、皮肤、接触、媒介昆虫、胎盘传播等；③易感人群：缺乏免疫力的人群。

（许郑林）

第三十章 线 虫

一、目标要求

1. 熟知蛔虫、蛲虫成虫与虫卵的形态特征、生活史要点及致病。
2. 能叙述钩虫、丝虫、旋毛虫的致病。
3. 能说出蛔虫病、蛲虫病的流行因素、病原学诊断方法及防治原则。

二、知识要点

1. 概述
   - 成虫：呈线形或圆柱形，雌雄异体，雌虫尾端较直，雄虫尾部卷曲或膨大呈伞状
   - 虫卵：一般卵圆形，无卵盖，卵壳外可有蛋白质膜，卵内含卵细胞或幼虫
   - 生活史类型：直接型、间接型

2. 蛔虫
   - 形态：见实验指导
   - 生活史：包括虫卵在外界发育和虫体在人体内移行两个阶段。不需要中间宿主；感染阶段：感染期虫卵；感染途径：经口；寄生部位：小肠
   - 致病
     - 幼虫：蛔蚴性肺炎
     - 成虫：机械性损害肠黏膜，夺取营养，毒素及免疫损伤
     - 并发症：胆道蛔虫症、肠梗阻、肠穿孔
   - 流行特点：蛔虫病流行范围广、感染率高

3. 蛲虫
   - 形态：见实验指导
   - 生活史：不需要中间宿主。感染阶段：感染期虫卵。寄生于回盲部
   - 感染途径及方式：肛门－手－口、间接接触、经呼吸道吸入、逆行感染
   - 致病：肛门瘙痒、异位寄生、消化道症状
   - 诊断：透明胶纸法、棉签拭子法、成虫检查
   - 流行性点：城市人口感染率高于农村，儿童高于成人，有家庭聚集性，学校、幼儿园聚集性

4. 钩虫
   - 形态：见实验指导
   - 生活史：不需要中间宿主；感染阶段：丝状蚴；主要经皮肤感染；寄生小肠
   - 致病
     - 幼虫：钩蚴性皮炎、钩蚴性肺炎
     - 成虫：贫血、消化系统症状、异嗜症、婴幼儿钩虫病

5. 丝虫
- 形态：见实验指导
- 生活史
  - 微丝蚴在人体内有夜现周期性
  - 蚊是其中间宿主和传播媒介，蚊吸血时，丝状蚴经皮肤钻入人体，
  - 人是终宿主，成虫寄生于人的淋巴系统内
- 致病
  - 急性期过敏性炎症反应
  - 慢性阻塞性病变
- 诊断：夜间取血液查微丝蚴，晚9时以后取外周血作病原学诊断
- 防治原则：普查普治、防蚊灭蚊、流行病学监测

6. 旋毛形线虫
- 囊包形态见实验指导
- 致病：侵入期（1周）、移行期（2~3周）、囊包形成期（4周~数月）
- 预防：不食生或半生的肉制品，加强肉类检疫

三、习题

（一）名词解释

1. 生物源性蠕虫　2. 夜现周期性　3. 钩蚴性皮炎

（二）填空题

1. 人体感染钩虫后是否出现临床症状主要与_____、_____、_____有关。

2. 钩虫的感染阶段为_____，经_____侵入人体，成虫寄生于人体_____，以_____为食，虫卵随_____排出体外。

3. 鞭虫的寄生部位在_____。

4. 丝状蚴是_____和_____的感染阶段。

5. 蛔虫引起的并发症中最常见的是_____。

6. 蛔虫的感染阶段为_____，经_____侵入人体，成虫寄生于人体的_____，虫卵随_____排出体外。

（三）选择题

A 型题

1. 美洲钩虫口囊的特征
   A. 背侧有 2 对钩齿　　B. 腹侧有 2 对钩齿　　C. 背侧有 1 对板齿
   D. 腹侧有 1 对板齿　　E. 以上都不是

2. 下列哪种病变不是丝虫引起的
   A. 血管炎　　B. 淋巴管炎　　C. 淋巴结炎
   D. 乳糜尿　　E. 肢体象皮肿

3. 旋毛虫病最可靠的诊断方法是
   A. 粪便自然沉淀法　　B. 饱和盐水浮聚法　　C. 免疫学诊断
   D. 血液检查找幼虫　　E. 肌肉组织活检找幼虫

4. 旋毛虫幼虫主要寄生在人体的
   A. 小肠　　B. 肺　　C. 平滑肌
   D. 心肌　　E. 横纹肌

5. 雌性蛲虫的寿命一般为

A. 1~2天   B. 1~2周   C. 2~4周

D. 1~2个月   E. 2个月左右

6. 蛔虫的寿命是

    A. 约1年   B. 约3年   C. 约5年

    D. 约10年   E. 10年以上

7. 十二指肠钩虫口囊的特征

    A. 背侧有2对钩齿   B. 腹侧有2对钩齿   C. 背侧有1对板齿

    D. 腹侧有1对板齿   E. 以上都不是

8. 肉眼鉴别美洲钩虫和十二指肠钩虫的主要依据是

    A. 虫体大小   B. 口囊中的钩齿或板齿   C. 虫体形态

    D. 口囊和交合伞   E. 阴门位置

9. 对人危害最严重的消化道线虫是

    A. 蛔虫   B. 钩虫   C. 蛲虫

    D. 鞭虫   E. 东方毛圆线虫

10. 人误食新鲜粪便污染了的食物可能感染

    A. 蛔虫   B. 钩虫   C. 鞭虫

    D. 丝虫   E. 以上都不可能

11. 虫卵从人体排出后不到10小时即对人具感染性的寄生虫是

    A. 蛔虫   B. 钩虫   C. 蛲虫

    D. 华支睾吸虫   E. 肺吸虫

12. 蛲虫病主要临床症状是

    A. 贫血   B. 侏儒症   C. 肛周瘙痒

    D. 异嗜症   E. 脐周腹痛

13. 通过肛门-手-口自身反复感染的寄生虫是

    A. 蛔虫   B. 蛲虫   C. 钩虫

    D. 丝虫   E. 鞭虫

14. 夜间检查诊断的寄生虫病是

    A. 蛲虫   B. 疟原虫   C. 鞭虫

    D. 丝虫   E. 杜氏利什曼原虫

15. 丝虫病在流行病学上有意义而又常被忽视的传染源是

    A. 象皮肿患者   B. 鞘膜积液患者   C. 血中有微丝蚴的无症状者

    D. 乳糜尿患者   E. 淋巴管炎、淋巴结炎患者

16. 钩虫对人体主要的危害是

    A. 钩蚴性皮炎   B. 钩蚴性肺炎   C. 消化道病变

    D. 贫血   E. 异嗜症

17. 下列线虫在人体的主要寄生部位,哪项是错的

    A. 钩虫寄生于小肠上段

    B. 鞭虫寄生于回盲部

    C. 蛔虫寄生于结肠

D. 马来丝虫寄生在浅部淋巴系统

E. 班氏丝虫寄生在深、浅部淋巴系统

18. 下列线虫的感染方式哪项是错误的

    A. 丝虫——接触疫水

    B. 钩虫——接触疫土

    C. 蛔虫——误食感染期卵

    D. 旋毛虫——生食或半生食含有旋毛虫囊包的动物肉

    E. 蛲虫——食入或吸入感染期卵

19. 下列蠕虫中属于土源性蠕虫的是

    A. 钩虫、丝虫、蛔虫   B. 鞭虫、血吸虫、旋毛虫

    C. 姜片虫、肝吸虫、蛲虫   D. 钩虫、蛔虫、鞭虫

    E. 丝虫、旋毛虫、姜片虫

20. 对经口感染的寄生虫最简便而有效的预防方法是

    A. 消灭保虫宿主   B. 粪便、水源管理   C. 把好口关

    D. 预防服药   E. 以上都不是

B 型题

    A. 受精蛔虫卵   B. 未受精蛔虫卵   C. 蛲虫卵

    D. 钩虫卵   E. 鞭虫卵

21. 卵壳极薄，无色透明

22. 卵壳厚而透明，外有一层棕黄色蛋白质膜

23. 卵呈腰鼓形两端有塞

24. 卵无色透明，一侧较平，一侧稍凸

25. 卵壳及蛋白质膜均较薄，卵内可为大小不等的折光颗粒

    A. 蛔虫   B. 钩虫   C. 蛲虫

    D. 旋毛虫   E. 丝虫

26. 体型最大的线虫是

27. 体型最小的线虫是

28. 可引起异嗜症的线虫是

29. 可造成自身感染的线虫是

30. 依靠节肢动物传播的线虫是

    A. 蛲虫病   B. 钩虫病   C. 旋毛虫病

    D. 丝虫病   E. 蛔虫病

31. 饱和盐水浮聚法适用于诊断

32. 肛门拭子法适用于诊断

33. 粪便直接涂片法适用于诊断

34. 活组织检查适用于诊断

35. 血液检查适用于诊断

    A. 蛔虫   B. 蛲虫   C. 鞭虫

D. 钩虫   E. 丝虫

36. 儿童感染率高于成人的是
37. 能分泌抗凝素的是
38. 可在外周血液中找到病原体的是
39. 主要感染途径是肛门-手-口的是
40. 可通过蚊虫叮咬感染的是
41. 我国感染率最高的寄生虫是

(四) 简答题

1. 叙述钩虫病导致贫血的原因。
2. 为什么蛔虫病遍布我国, 且在农村流行更严重?
3. 说出集体生活儿童蛲虫感染率高的原因, 为什么城市蛲虫病感染率高于农村?
4. 输血能否传播丝虫病? 为什么?
5. 叙述旋毛虫对人的致病过程及主要症状。

四、习题参考答案

(一) 名词解释

1. 生活史过程中需要中间宿主的蠕虫。
2. 微丝蚴白天不出现于外周血液, 集中于肺毛细血管, 晚上出现在外周血液中, 称夜现周期性。
3. 指钩虫感染期幼虫钻入皮肤后形成的局部炎性病变。患者局部皮肤有针刺、烧灼和奇痒感, 进而出现充血斑点或丘疹, 1~2天内出现红肿及水泡。若继发感染则形成脓疱, 最后经结痂、脱皮而愈。

(二) 填空题

1. 寄生的虫数　人体的营养状况　免疫力
2. 丝状蚴　皮肤　小肠　血液　粪便
3. 回盲部
4. 钩虫　丝虫
5. 胆道蛔虫症
6. 感染期卵　口　小肠　粪便

(三) 选择题

1. D　2. A　3. E　4. E　5. C　6. A　7. B　8. C　9. B　10. E　11. C　12. C　13. B
14. D　15. C　16. D　17. C　18. A　19. D　20. C　21. D　22. A　23. E　24. C　25. B
26. A　27. D　28. B　29. C　30. E　31. B　32. E　33. E　34. C　35. D　36. B　37. D
38. E　39. B　40. E　41. A

(四) 简答题

1. 钩虫病导致贫血的原因
(1) 成虫咬附在肠黏膜上大量吸血, 同时吸进口囊的血流可迅速自消化道排出。
(2) 头腺分泌抗凝素, 使伤口处不易凝血, 咬附部位不断渗出血液。

（3）虫体经常更换咬附部位，造成新的损伤，形成许多散在性出血点和溃疡。

（4）虫体寄生、活动造成肠道损伤渗血，同时也使吸收功能紊乱，加重贫血。

2. 蛔虫产卵量大，每天每条雌虫可产卵 24 万个；生活史简单，不需要中间宿主；虫卵对外界环境的抵抗力强；粪便管理不当，人们的生产和生活方式、卫生饮食习惯的不良；蝇及蟑螂等其他某些动物，因吞食或接触粪便及其污染物，可携带虫卵或排出仍然存活的虫卵，从而扩大了散布面，以上均可导致蛔虫病的广泛流行。

蛔虫卵随粪便排出体外后，必需在具有一定温度、湿度、氧气和荫蔽的泥土中经过一段时间的发育才能变成感染性虫卵。由于农村生产方式与城市不同，人群与感染性虫卵污染的泥土或作物接触的机会较城市人群多，因此农村蛔虫的感染率一般高于城市。

3. 蛲虫生活史简单，虫卵在肛门附近不离开宿主即可迅速发育至感染期虫卵。虫卵除可通过"肛门－手－口"途径而造成自身反复感染外，污染物具或食物上的感染期卵经口吞食而使人受染。感染性卵随空气吸入咽下也可使人受染。儿童个人卫生差，比成人更易感染。幼儿园等儿童聚集密切接触的地方，衣服、被褥、食器、玩具等都可能被感染期卵污染而相互感染，造成集体生活的儿童感染率高。

由于城市人口密集，儿童聚集的机构较多，通过相互接触而感染的机会较农村多，因而感染率高于农村。

4. 输血不能传播丝虫病，因为寄生于人体的微丝蚴不具有感染性，微丝蚴必须在适宜的蚊体内经过一段时间的发育，才能变成感染期幼虫。

5. 根据旋毛虫的生活史，将其对人的致病过程分为 3 期。

（1）侵入期　幼虫和成虫侵入肠黏膜，引起炎症、充血、水肿甚至溃疡。持续约 1 周。

（2）幼虫移行期　发生在感染后 2~6 周，幼虫经血液循环移行至全身各器官及侵入横纹肌，而导致严重的危害。

（3）成囊期（恢复期）　寄生横纹肌的幼虫形成囊包的阶段，也是受损的肌细胞逐渐修复的过程。

五、案例分析

案例 30-1

患者，女，28 岁，阵发性右上腹部钻顶样疼痛 1 天，伴恶心、呕吐，并吐出 1 条圆柱形、像蚯蚓样的虫子。患者家住农村，饮食卫生习惯差，且喜食生瓜果蔬菜。近 2 个月常感脐周间歇性疼痛，并时常有恶心、食欲不振等。

问题 1　该患者可能患哪种寄生虫病？

问题 2　该病的防治原则是什么？

案例 30-2

患儿，女，5 岁，近几天晚上睡眠不安，易惊醒，并诉说屁股痒，并常用手去抓。夜间其母亲在其肛门周围皮肤上发现 1 条白色 1 厘米左右的小虫子。

问题 1　该患儿可能患哪种寄生虫病？

问题 2　对该病如何进行诊断？

案例解析

案例30-1

问题1　该患者为蛔虫病合并胆道蛔虫症。由于蛔虫成虫常寄生于小肠，以人体肠腔内半消化物为食，掠夺营养、损伤肠黏膜，造成食物的消化和吸收障碍，导致营养不良。患者常有食欲不振、恶心、呕吐、以及间歇性脐周疼痛等表现。另外蛔虫有钻孔习性，容易钻入开口于肠壁上的各种管道。如胆道、胰管、阑尾等，胆道蛔虫症是临床较为常见的合并症。主要症状是突发性右上腹钻顶样绞痛，并向右肩、背部放射，伴有恶心、呕吐等。

问题2　对蛔虫病的防治，应采取综合性措施。包括处理粪便、管好水源和预防感染几个方面。对人群应加强宣传教育，普及卫生知识，注意饮食卫生和个人卫生，做到饭前、便后洗手，不生食未洗净的蔬菜及瓜果，不饮生水，防止食入蛔虫卵，减少感染机会。查治患者和带虫者，并进行驱虫治疗。对有并发症的患者，应及时送医院诊治，以免贻误病情。

案例30-2

问题1　该患儿可能患蛲虫病。雌虫在肛周产卵所引起的肛门及会阴部皮肤瘙痒及继发性炎症，是蛲虫病的主要症状。患儿常有烦躁不安、失眠、食欲减退、夜惊等表现，长期反复感染，会影响儿童的健康成长。

问题2　因蛲虫一般不在人体肠道内产卵，所以粪便检查虫卵的阳性率低，故蛲虫病诊断常采用透明胶纸拭子法或棉签拭子法查肛周虫卵，常于清晨解便前检查。此法操作简便，检出率高。若首次检查阴性，可连续检查2~3天。此外，如发现患儿睡后用手抓挠肛门时，即可查看肛周有无成虫。

（许郑林）

第三十一章 吸 虫

一、目标要求

1. 熟知肝吸虫、姜片虫、肺吸虫和血吸虫的形态特点及生活史要点。
2. 能说出 4 种吸虫的致病机制、临床表现及检查方法。
3. 知道 4 种吸虫的流行因素和防治原则。

二、知识要点

1. 肝吸虫
   - 形态：见实验指导
   - 生活史
     - 成虫寄生：人、猫、犬等的肝胆管内
     - 第一中间宿主：豆螺等；第二中间宿主：淡水鱼、虾
     - 感染期：囊蚴
     - 感染方式：经口感染
   - 致病：主要为成虫寄生致病，引起肝吸虫病
   - 诊断：病原诊断（粪检虫卵、十二指肠引流法查虫卵）

2. 姜片虫
   - 形态：见实验指导
   - 生活史
     - 成虫寄生：人、猪的小肠
     - 中间宿主：扁卷螺
     - 感染期：囊蚴
     - 感染方式：生吃或半生食含有活囊蚴的水生植物或饮生水
   - 致病：主要是成虫寄生致病，引起姜片虫病

3. 肺吸虫
   - 形态：见实验指导
   - 生活史
     - 寄生部位：人、猫、犬等动物肺内
     - 第一中间宿主：川卷螺；第二中间宿主：溪蟹、蝲蛄等
     - 感染期：囊蚴
     - 感染方式：经口
   - 致病
     - 急性期：主要由童虫移行、游窜引起
     - 慢性期：脓肿期、囊肿期、纤维瘢痕期

4. 血吸虫
   - 形态：见实验指导
   - 生活史
     - 成虫寄生肠系膜下静脉内，产出的虫卵沉积于肠壁和肝脏
     - 中间宿主：钉螺
     - 感染期：尾蚴
     - 感染方式：经皮肤主动钻入
   - 致病
     - 尾蚴及童虫、成虫、虫卵均可致病，以虫卵致病最严重
     - 临床表现：急性、慢性和晚期血吸虫病

三、习题

(一) 名词解释

1. 晚期血吸虫病 2. 雌雄合抱

(二) 填空题

1. 人体寄生的蠕虫中，虫卵最小的是_____，最大的是_____。
2. 人是肝吸虫的_____，寄生阶段为_____，主要引起_____，感染阶段为_____，感染方式为_____。
3. 日本血吸虫雌虫在肠系膜静脉产出的卵主要沉积于_____及_____；部分可从_____排出体外，少数随_____沉积在门静脉系统以外的组织或器官。
4. 常见人体吸虫的虫卵中，_____虫卵没有卵盖。

(三) 选择题

A 型题

1. 华支睾吸虫的主要保虫宿主为
   A. 纹沼螺　　　　B. 淡水鱼及淡水虾　　　C. 猫、狗
   D. 牛、羊　　　　E. 家禽

2. 布氏姜片虫的中间宿主
   A. 纹沼螺　　　　B. 赤豆螺　　　　　　　C. 拟钉螺
   D. 扁卷螺　　　　E. 川卷螺

3. 感染肺吸虫是由于
   A. 食入未煮熟的淡水鱼　　　　　　　B. 生食水红菱、荸荠
   C. 生食或食入未煮熟的溪蟹　　　　　D. 食入未煮熟的淡水螺
   E. 吸入感染性虫卵

4. 日本血吸虫致病的主要阶段是
   A. 尾蚴　　　　　B. 童虫　　　　　　　　C. 成虫
   D. 虫卵　　　　　E. 毛蚴

5. 华支睾吸虫主要寄生
   A. 十二指肠　　　B. 结肠　　　　　　　　C. 肝内胆管
   D. 小肠上段　　　E. 以上都不是

6. 并殖吸虫的主要致病阶段是
   A. 虫卵　　　　　B. 囊蚴　　　　　　　　C. 尾蚴
   D. 成虫和童虫　　E. 以上都不是

7. 布氏姜片虫最重要的保虫宿主是
   A. 牛　　　　　　B. 猪　　　　　　　　　C. 犬
   D. 鼠类　　　　　E. 禽类

8. 华支睾吸虫病的主要防治原则是
   A. 不生食或半生食猪肉　　　　　　　B. 不生食或半生食水生植物
   C. 不生食和半生食蛇、蛙肉　　　　　D. 不生食或半生食溪蟹、蝲蛄
   E. 不生食或半生食淡水鱼、虾

9. 与其他吸虫比较，肺吸虫成虫的形态特征主要是
   A. 雌雄同体　　　　　B. 有口、腹吸盘　　　C. 肠管分为两支
   D. 卵黄腺在虫体内侧　E. 生殖器官并列
10. 在痰中可查到的寄生虫虫卵可能是
   A. 卡氏肺孢子虫　　　B. 卫氏并殖吸虫　　　C. 斯氏狸殖吸虫
   D. 血吸虫　　　　　　E. 蛔虫
11. 吸虫生活史第一中间宿主多为
   A. 脊椎动物　　　　　B. 哺乳动物　　　　　C. 淡水鱼类
   D. 淡水螺类　　　　　E. 以上都不是

B 型题
   A. 新鲜虫卵　　　　　B. 感染性虫卵　　　　C. 尾蚴
   D. 囊蚴　　　　　　　E. 丝状蚴
12. 血吸虫的感染期是
13. 华支睾吸虫的感染期是
14. 卫氏并殖吸虫感染期是

   A. 循环系统　　　　　B. 消化系统　　　　　C. 泌尿系统
   D. 呼吸系统　　　　　E. 神经系统
15. 日本血吸虫成虫寄居于终宿主的
16. 卫氏并殖吸虫成虫寄居于终宿主的
17. 华支睾吸虫成虫寄居于终宿主的
18. 布氏姜片吸虫成虫寄居于终宿主的

   A. 经口感染　　　　　B. 经呼吸道感染　　　C. 经皮肤感染
   D. 接触感染　　　　　E. 虫媒感染
19. 日本血吸虫病的感染方式是
20. 肝吸虫病的感染方式是
21. 肺吸虫病的感染方式是

（四）简答题
1. 华支睾吸虫是如何感染人体的？怎样对其进行预防？
2. 卫氏并殖吸虫的致病机制有哪些？慢性肺吸虫病分为几种临床类型？
3. 简述血吸虫各阶段对人体的致病作用。

四、习题参考答案

（一）名词解释

1. 是由于患者长期反复感染血吸虫尾蚴而未得到及时治疗而致，临床表现有巨脾、侏儒及腹腔积液 3 型，常并发上消化道出血、肝昏迷及结肠息肉的癌变，甚至导致患者死亡。

2. 血吸虫雄虫自腹吸盘以下虫体两侧向腹面卷曲形成沟槽状抱雌沟，雌虫常居于抱雌沟内，称雌雄合抱。

(二) 填空题

1. 肝吸虫卵　姜片虫卵
2. 终宿主　成虫　肝胆病变　囊蚴　经口
3. 肝　肠　粪便　血流
4. 日本血吸虫

(三) 选择题

1. C 2. D 3. C 4. D 5. C 6. D 7. B 8. E 9. E 10. B 11. D 12. C 13. D
14. D 15. A 16. D 17. B 18. B 19. C 20. A 21. A

(四) 简答题

1. 人因生食或半生食含有华支睾吸虫感染阶段囊蚴的淡水鱼虾而感染。预防肝吸虫感染首先应做好卫生宣传教育工作，提高人们对华支睾吸虫病传播途径的认识。因此，改变烹饪方法和生食或半生食淡水鱼虾的饮食习惯，不混用切生、熟食砧板及器皿，勿口含活鱼嬉戏等是预防感染的关键。

2. 卫氏并殖吸虫的致病主要由于童虫和成虫在人体组织与器官内移行、寄生造成的机械性损伤及其代谢产物引起的免疫病理反应。肺吸虫病慢性期病变常累及多个器官，故症状较复杂。临床根据损伤部位可以分成以下几种类型：①胸肺型；②脑脊髓型；③腹型；④肝型。

3. （1）尾蚴及童虫所致的损害　尾蚴性皮炎：局部刺痛、丘疹、瘙痒；童虫移行：发热、咳嗽、嗜酸性粒细胞增高等。

   （2）成虫所致的损害　机械性刺激引起静脉内膜炎。

   （3）虫卵所致的损害　沉着在肝、肠壁引起虫卵肉芽肿。

   （4）循环抗原及免疫复合物损害　如肾小球肾炎。

   （5）异位寄生损害　脑和肺及其有关临床表现。

五、案例分析

患者，男，15岁。因反复右上腹胀痛2个月余伴发热，并有咳嗽、咳痰，有时痰中带血。无肝炎、结核等传染病史，但5个月前有生吃溪蟹史。取痰液病原学检查，镜下发现肺吸虫卵。

问题1　该患者可能患哪种寄生虫病？

问题2　对该寄生虫病如何预防？

案例解析

问题1　该患者可能患肺吸虫病。肺吸虫的第二中间宿主为淡水蟹和蝲蛄，在蟹和蝲蛄肌肉、内脏或腮上形成囊蚴。囊蚴是肺吸虫的感染阶段，人吃了含有囊蚴的淡水蟹或蝲蛄而感染。胸肺型患者可有咳嗽、胸痛、痰中带血或咳铁锈色痰，痰中常可见肺吸虫虫卵。

问题2　宣传教育是预防本病最重要的措施，提供熟食或不生吃溪蟹和蝲蛄，不饮用生水，防止误食感染阶段囊蚴。

（许郑林）

第三十二章 绦 虫

一、目标要求

1. 熟知猪带绦虫和牛带绦虫成虫、囊尾蚴及带绦虫卵的形态特征和生活史要点。
2. 能说出猪、牛带绦虫成虫及猪囊尾蚴致病机制、流行及防治原则。
3. 知道绦虫纲其他虫种所致疾病的诊断、流行及防治原则。

二、知识要点

1. 猪带绦虫

（1）形态：见实验指导

（2）生活史
- 人是终宿主，成虫寄生小肠，食入囊尾蚴而感染，中间宿主是猪
- 人也可作为中间宿主，误食虫卵而感染，囊尾蚴寄生于人体各处

（3）致病
- 成虫：引起猪带绦虫病，主要为消化系统症状
- 幼虫：
  - 致病机制：主要是机械性压迫和化学刺激作用，引起囊虫病
  - 危害程度：取决于寄生部位、数量及宿主反应
  - 临床分型：皮下及肌肉囊虫病、脑囊虫病、眼囊虫病等
  - 感染虫卵的途径：自体内重复感染、自体外重复感染、异体感染

（4）诊断
- 绦虫病：询问病史：有无排节片史、吃生猪肉史，粪检查节片、虫卵
- 囊虫病：活检、影像学检查、免疫学检查

（5）流行因素：养猪方式不当（粪便污染）、食猪肉或烹调方式不当等。

（6）防治原则：结合"驱、管、检"综合措施

2. 牛带绦虫
- 在形态、生活史、致病等方面与猪带绦虫很相似
- 形态：见实验指导
- 生活史：人只作为终宿主，中间宿主是牛
- 致病：牛带绦虫病
- 诊断：用肛门拭子法诊断更易，因牛带绦虫孕节活动明显，主动从肛门逸出
- 流行因素：养牛方式不当、生食或半食牛肉或烹调方式不当等
- 防治原则：结合"驱、管、检"综合措施

3. 细粒棘球绦虫
- 形态：见实验指导
- 生活史：人作为中间宿主，感染期是虫卵，虫卵发育成棘球蚴而致病
- 致病
  - 以机械性压迫为主，其次是超敏反应引起的症状
  - 严重程度与棘球蚴体积、数量、寄生时间、部位相关
  - 人体最常见的寄生部位为肝脏、肺、腹腔
  - 棘球蚴破裂可引起继发感染、过敏反应、腹膜炎等
- 防治原则：卫生宣教，加强对病畜内脏的处理和管理，家犬驱虫，手术治疗为主

三、习题

（一）名词解释

1. 米猪肉　2. 棘球蚴砂

（二）填空题

1. 猪带绦虫孕节的子宫分支每侧为_____支，而牛带绦虫为_____支。
2. 人体患囊尾蚴病的感染方式有_____、_____和_____等3种方式。
3. 人误食猪带绦虫卵及细粒棘球绦虫卵可患_____和_____。

（三）选择题

A型题

1. 下列哪项不能鉴别带绦虫的虫种
   A. 头节　　　　　　B. 成节　　　　　　C. 孕节
   D. 虫卵　　　　　　E. 囊尾蚴

2. 人患囊尾蚴病的原因是误食
   A. 裂头蚴　　　　　B. 猪带绦虫卵　　　C. 猪囊尾蚴
   D. 牛带绦虫卵　　　E. 牛囊尾蚴

3. 可以不经过中间宿主而完成生活史的绦虫是
   A. 猪带绦虫　　　　B. 包生绦虫　　　　C. 微小膜壳绦虫
   D. 缩小膜壳绦虫　　E. 牛带绦虫

4. 哪种绦虫的成虫不寄生于人体内
   A. 包生绦虫　　　　B. 阔节裂头绦虫　　C. 牛带绦虫
   D. 猪带绦虫　　　　E. 缩小膜壳绦虫

5. 猪是猪带绦虫的
   A. 中间宿主　　　　B. 终宿主　　　　　C. 保虫宿主
   D. 转续宿主　　　　E. 终宿主和中间宿主

6. 肠道带绦虫病经驱虫治疗后，确定疗效的方法是
   A. 肉眼可见粪便中有大量节片
   B. 肉眼可见粪便中有链体
   C. 肛门拭子法查卵为阴性
   D. 发现头节

E. 症状消失

7. 细粒棘球绦虫对人体的感染阶段是

A. 细粒棘球绦虫卵　　　　B. 棘球蚴　　　　　　C. 囊尾蚴

D. 原尾蚴　　　　　　　　E. 似囊尾蚴

8. 猪带绦虫对人的主要危害是

A. 虫体吸收大量营养

B. 虫体代谢产物的毒素作用

C. 头节上小钩和吸盘的刺激作用

D. 囊尾蚴寄生组织的破坏作用

E. 虫卵和节片的破坏作用

B 型题

A. 吸盘 4 个　　　　　　B. 吸槽 2 个　　　　　C. 吸盘 4 个和 2 排小钩

D. 吸盘 4 个和 1 排小钩　　E. 吸盘 2 个和 1 排小钩

9. 牛带绦虫的头节上具有

10. 猪带绦虫的头节上具有

A. 囊尾蚴病　　　　　　B. 棘球蚴病　　　　　C. 裂头蚴病

D. 包生绦虫病　　　　　E. 牛带绦虫病

11. 误食牛肉中的囊尾蚴可引起

12. 伤口敷生蛙肉可引起

13. 猪带绦虫患者自体内感染可引起

（四）简答题

1. 为什么猪带绦虫幼虫在人体寄生造成的危害较成虫大？

2. 猪带绦虫对人的危害程度大于牛带绦虫，原因是什么？

3. 用药驱除带绦虫后，为什么要检查有无头节？

四、习题参考答案

（一）名词解释

1. 含有猪囊尾蚴的猪肉，称为米猪肉，又称豆猪肉。

2. 细粒棘球绦虫幼虫棘球蚴内的原头蚴、生发囊和子囊可从胚层上脱落，悬浮在囊液中，称为棘球蚴砂。

（二）填空题

1. 7～13　15～30

2. 自体内感染　自体外感染　异体感染

3. 囊尾蚴（囊虫）病　棘球蚴（包虫）病

（三）选择题

1. D　2. B　3. C　4. A　5. A　6. D　7. A　8. D　9. A　10. C　11. E　12. C　13. A

（四）简答题

1.（1）绦虫成虫寄生于人体肠道，对宿主危害不严重。

（2）猪带绦虫幼虫（囊尾蚴）寄生于人体的组织及器官，可引起严重后果。

2. （1）猪带绦虫和牛带绦虫成虫寄生于肠道，致病力一般不强。

（2）猪带绦虫幼虫寄生于人体可引起严重后果，牛带绦虫幼虫期不寄生于人体。

3. 虽然带绦虫链体断落，大段链体排出人体外，但紧接头节的颈部具有生发的功能，是生长链体的关键部位，2~3个月即可发育为成虫，所以要检查有无头节确定疗效。

五、案例分析

患者，女，天津市郊人。因走路不稳，时有踩空感，颅脑MRI检查发现脑内多发高密度大小不等病变，可疑脑转移瘤而入本院治疗。入院后检查，囊虫酶联免疫吸附试验阳性。经追问病史未发现食米猪肉史，粪检虫卵阴性。给予阿苯哒唑治疗后症状缓解，虽诊断为脑囊虫病。询问病史发现其丈夫1年来大便中常排出白色节片，经检查节片诊断为猪带绦虫病。患者家庭中有用新鲜粪便给菜园施肥的习惯。

问题1　女患者脑囊虫病与其丈夫绦虫病有无关系？试述该患者如何感染脑囊虫病的？

问题2　男患者有无可能也感染囊虫，是否需要做其他检查？

问题3　如何对患者做预防宣传？

案例解析

问题1　女患者脑囊虫病与其丈夫绦虫病是有关系的。该患者脑囊虫病是因误食虫卵污染的食物而感染，而虫卵来源于其丈夫。成虫寄生于其丈夫的小肠上段，以头节固着肠壁。孕节从链体脱落，随粪便排出，脱离虫体的孕节，可因受挤压破裂而使虫卵散出。当虫卵污染饮食，女患者误食入虫卵后，可在体内发育成囊尾蚴，如囊尾蚴在脑内寄生，而引起脑囊虫病。

问题2　男患者是有可能也感染囊虫的。因为人体感染虫卵的方式有3种：①自体内感染，如绦虫病患者反胃、呕吐时，肠道逆蠕动将孕节反入胃中引起感染。②自体外感染，患者误食自己排出的虫卵而引起再感染。③异体（外来）感染，误食入他人排出的虫卵引起。男患者是绦虫病患者，所以可能通过自体内、自体外感染方式感染囊虫病。

因上述原因应对男患者进行囊虫病检查，如用酶联免疫吸附试验等免疫学方法检测血清内囊虫抗体。

问题3　首先及时彻底治疗绦虫病患者，加强卫生宣教，不吃生肉或半生肉，切生肉、熟肉或蔬菜的刀和砧板要分开。注意个人卫生和饮食卫生，饭前便后要洗手。改善养猪方法。不用新鲜粪便浇菜园，对粪便进行无害化处理。

（张金彪）

第三十三章 阿米巴

一、目标要求

1. 熟知溶组织内阿米巴的形态、生活史及致病机制。
2. 能说出溶组织内阿米巴检查方法、流行与防治原则。

二、知识要点

1. 原虫：单细胞真核动物，由胞膜、胞质和胞核组成。
2. 溶组织内阿米巴

   （1）形态：见实验指导

   （2）生活史
   - 基本生活史是：包囊→滋养体→包囊
   - 感染期：4核包囊
   - 感染方式：经口感染
   - 致病阶段：滋养体
   - 寄生部位：结肠，可有肠外阿米巴感染

   （3）致病
   - 带虫者：占90%
   - 阿米巴痢疾：结肠有口小底大的的烧瓶形溃疡
   - 肠外阿米巴病：肝脓肿、肺脓肿、脑脓肿等

   （4）诊断
   - 粪检
     - 急性阿米巴病：
       - 生理盐水涂片查滋养体
       - 粪便标本：送检时应注意新鲜、保温、及时、挑取脓血便部分，勿让化学试剂、尿液等污染
     - 慢性阿米巴病：碘液染色法查包囊，注意间歇排囊
   - 人工培养、组织检查、免疫诊断

   （5）流行因素
   - 排包囊量大，慢性患者与带虫者是重要的传染源
   - 包囊对外界环境的抵抗力强
   - 饮食习惯不当，个人卫生、环境卫生不良等
   - 蝇、蟑螂等可机械携带包囊而传播
   - 人对阿米巴易感

3. 结肠内阿米巴：人体最常见的非致病性阿米巴，感染率高于溶组织内阿米巴，检查发现结肠内阿米巴时有必要继续寻找痢疾阿米巴。

三、习题

（一）名词解释

1. 包囊　2. 阿米巴肝脓肿

（二）填空题

1. 急性阿米巴痢疾患者粪便中只能查到_____，有便秘习惯的带虫者粪便中只能查到_____，肠外阿米巴病病灶抽出物中只能查到_____。
2. 溶组织内阿米巴滋养体繁殖方式为_____。
3. 溶组织内阿米巴对人体具有感染性的阶段是_____。

（三）选择题

A 型题

1. 急性阿米巴病最常见的病原诊断方法是
   A. 生理盐水涂片找粪便内活动的滋养体
   B. 生理盐水涂片找粪便内包囊
   C. 血清学检查
   D. 组织切片检查
   E. 乙状结肠镜检查

2. 溶组织内阿米巴致病阶段为
   A. 包囊　　　　　　B. 卵囊　　　　　　C. 滋养体
   D. 子孢子　　　　　E. 滋养体及包囊

3. 阿米巴痢疾的主要传染源来自
   A. 急性阿米巴痢疾患者　B. 慢性阿米巴痢疾患者　C. 无症状带虫者
   D. 阿米巴肝脓肿者　　　E. 动物宿主

4. 原虫为
   A. 单细胞原核动物　　B. 多细胞原核动物　　C. 单细胞真核动物
   D. 多细胞真核动物　　E. 单细胞植物

5. 肠外阿米巴病最常累及的器官是
   A. 肺　　　　　　　B. 胰腺　　　　　　C. 脑
   D. 肝脏　　　　　　E. 皮肤

6. 溶组织内阿米巴的生活史基本过程一般是
   A. 2核包囊－滋养体－2核包囊
   B. 1核包囊－滋养体－1核包囊
   C. 2核包囊－滋养体－1核包囊
   D. 4核包囊－滋养体－4核包囊
   E. 2核包囊－滋养体－4核包囊

B 型题

   A. 包囊前期　　　　B. 滋养体　　　　C. 8核包囊
   D. 卵囊　　　　　　E. 包囊

7. 溶组织内阿米巴感染过程中在成形粪便中可查到
8. 溶组织内阿米巴感染过程中脓血粪便中可查到
9. 溶组织内阿米巴具有传染性的是

（四）简答题

1. 叙述痢疾阿米巴对人的致病性。

2. 简述溶组织内阿米巴病的流行因素。
3. 叙述急性阿米巴痢疾常用的病原学诊断方法及注意事项。

四、习题参考答案

（一）名词解释

1. 包囊是虫体静止不活动、不摄食时期，也是传播、感染阶段。
2. 阿米巴肝脓肿是一种最常见的肠外阿米巴病，主要是由于肠道病灶中的滋养体经血液到达肝脏所致，患者表现肝肿大，肝区疼痛，体重下降等。

（二）填空题

1. 滋养体　包囊　滋养体
2. 二分裂法
3. 4核包囊

（三）选择题

1. A　2. C　3. C　4. C　5. D　6. D　7. E　8. B　9. E

（四）简答题

1. 痢疾阿米巴病主要病变发生在结肠，表现为阿米巴性结肠炎，引起急性或慢性阿米巴痢疾，也可发展为肠外阿米巴病，如阿米巴肝脓肿、阿米巴肺脓肿、阿米巴脑脓肿等。
2. 流行因素：
（1）慢性患者与带虫者每日排包囊量大，大于5000万个，带虫者是重要的传染源。
（2）包囊对外界环境的抵抗力强。
（3）食物、水源污染，易经口食入感染，4核包囊是感染期。
（4）蝇、蟑螂等可机械携带包囊而传播。
（5）人对阿米巴易感。
3. 检查方法：挑取少许患者的黏液脓血便，用生理盐水涂片法检查活动的滋养体，如发现吞噬红细胞的滋养体，即可确诊。检查时应注意送检粪便必须新鲜、及时并注意保温；取材容器必须洁净，瓶内如有化学药品或粪、尿相混，都会影响滋养体的活力，甚至死亡；在药物治疗前采集标本。

五、病例分析

患者，男，40岁，农民。腹痛、腹泻近1周，曾以肠炎给予复方黄连素治疗无效。近3天腹痛加剧，伴轻度的里急后重，大便呈果酱样有黏液，有腥臭味，用生理盐水直接涂片可见大量红细胞、白细胞和溶组织内阿米巴滋养体。

问题1　该病是什么寄生虫病？
问题2　该病常有哪些肠外疾病？

> **案例解析**
>
> 问题1　该病确诊为急性阿米巴痢疾。溶组织内阿米巴也叫痢疾阿米巴，主要寄生于结肠内，引起阿米巴痢疾或阿米巴结肠炎。大部分人感染可无症状。急性典型阿米巴痢疾表现为腹痛、腹泻以及里急后重等。大便带血和黏液，多呈暗红色或紫红色、糊状、具有腥臭味，粪便检查可检测到滋养体。

问题 2　溶组织内阿米巴滋养体，有时可从肠壁进入肠黏膜下的血管至肝、肺、脑等器官组织内寄生，导致不同部位的脓肿而引起肠外阿米巴病。如阿米巴肝脓肿、阿米巴肺脓肿、阿米巴脑脓肿，极少数情况下，肝脓肿可穿入心包、穿破腹壁或肠道阿米巴进入肛周、阴道、尿道等引起相应部位的脓肿或炎症。阿米巴肝脓肿是阿米巴痢疾最常见的并发症。

（许郑林）

第三十四章 鞭毛虫

一、目标要求

1. 熟知阴道毛滴虫、蓝氏贾第鞭毛虫的形态特征、生活史要点及致病机制。
2. 能说出阴道毛滴虫、蓝氏贾第鞭毛虫的检查方法、流行因素和防治原则。
3. 知道杜氏利什曼原虫的致病、检查、流行因素及防治原则。

二、知识要点

1. 蓝氏贾第鞭毛虫
（1）形态：见实验指导

（2）生活史 $\begin{cases} 滋养体：寄生于人的小肠及胆囊 \\ 感染期：4核包囊；感染途径：经口 \end{cases}$

（3）致病 $\begin{cases} 肠炎：腹痛、腹泻（尤其旅游性腹泻）\\ 胆囊炎、胆管炎：上腹疼痛、肝肿大、脂肪代谢障碍等 \end{cases}$

（4）诊断：病原检查。粪检、十二指肠液引流检查虫体

（5）流行因素 $\begin{cases} 传染源：粪中带有包囊的患者和带虫者 \\ 传播途径：经口食入带包囊的水或食物，昆虫可携带包囊污染食物 \\ 易感人群：人群均易感 \end{cases}$

（6）防治：治疗患者和带虫者。饮食卫生，粪便管理，保护水源，消灭蝇、蟑螂等。

2. 阴道毛滴虫
（1）形态：见实验指导

（2）生活史 $\begin{cases} 生活史：简单，只有滋养体期，无性二分裂法繁殖 \\ 滋养体：既是感染期又是致病阶段；感染方式：直接或间接接触 \\ 寄生部位：女性阴道、尿道；男性尿道、前列腺等 \end{cases}$

（3）致病 $\begin{cases} 阴道毛滴虫的致病力随虫株及宿主生理状态而变化 \\ 滴虫性阴道炎、尿道炎、前列腺炎等 \end{cases}$

（4）诊断：取阴道分泌物或尿液、前列腺液镜检，观察活滴虫或经涂片染色镜检。

（5）流行因素 $\begin{cases} 传染源：患者或带虫者 \\ 传播方式：直接传播（性生活）、间接传播（公共浴池、浴具、\\ \qquad\qquad 泳衣、马桶等）\\ 滋养体在外界环境中抵抗力较大、人们卫生意识差等 \end{cases}$

（6）防治原则：治疗患者和带虫者；注意个人卫生和经期卫生。

三、习题

(一) 名词解释
1. 阴道自净作用　2. 鞭毛虫

(二) 填空题
1. 引起旅游性腹泻的常见寄生虫是_____。
2. 蓝氏贾第鞭毛虫对人体具有感染性的阶段是_____。
3. 杜氏利什曼原虫鞭毛体寄生于_____，杜氏利什曼原虫无鞭毛体寄生于_____。

(三) 选择题

A 型题

1. 生活史中没有包囊阶段的原虫是
   A. 蓝氏贾第鞭毛虫　B. 溶组织内阿米巴　C. 结肠内阿米巴
   D. 阴道毛滴虫　E. 痢疾阿米巴
2. 蓝氏贾第鞭毛虫主要寄生于宿主的
   A. 胆囊　B. 十二指肠　C. 结肠
   D. 回盲部　E. 胰腺
3. 阴道毛滴虫寄生部位最常见于
   A. 女性消化道　B. 女性阴道　C. 男性生殖道
   D. 女性泌尿道　E. 男性尿道
4. 阴道毛滴虫的传播途径是
   A. 血液传播　B. 经水传播　C. 经食物传播
   D. 直接和间接接触传播　E. 昆虫叮咬
5. 阴道毛滴虫干扰阴道"自净作用"的机制是
   A. 原虫侵入阴道上皮　B. 原虫溶解阴道上皮
   C. 妨碍乳酸杆菌的糖原酵解作用　D. 增强乳酸杆菌糖原酵解作用
   E. 机械性刺激和化学毒素作用

B 型题

   A. 经呼吸道　B. 经口　C. 经破损皮肤或黏膜
   D. 经虫媒传播　E. 经接触传播
6. 蓝氏贾第鞭毛虫感染人体的主要方式
7. 阴道毛滴虫感染人体的主要方式
8. 杜氏利什曼原虫感染人体的主要方式

(四) 简答题
1. 试述蓝氏贾第鞭毛虫的致病作用。
2. 简述滴虫性阴道炎的发病机制。
3. 简述杜氏利什曼原虫主要引起人体哪些器官病变及主要临床表现。

四、习题参考答案

(一) 名词解释
1. 正常情况下，健康女性的阴道内，因乳酸杆菌的酵解糖原作用而保持 pH 3.8~4.4

的酸性环境,可抑制虫体或其他细菌生长繁殖,称为阴道的自净作用。

2. 鞭毛虫是以鞭毛作为运动细胞器的原虫。

(二) 填空

1. 蓝氏贾第鞭毛虫
2. 包囊
3. 白蛉　人体

(三) 选择题

1. D　2. B　3. B　4. D　5. C　6. B　7. E　8. D

(四) 简答题

1. 滋养体大量繁殖覆盖肠黏膜,破坏消化吸收功能,出现腹痛、腹泻、腹胀、呕吐及厌食等,引起以腹泻为主的消化不良综合征。寄生胆道可引起胆管炎、胆囊炎等。

2. 阴道毛滴虫寄生在阴道引起滴虫性阴道炎,发病机制主要有:

(1) 虫体本身的毒力,机械运动及产生毒素作用,破坏阴道上皮细胞或致其脱落。

(2) 滴虫消耗糖原,阻碍乳酸菌的酵解,使阴道 pH 由酸性转变为中性或碱性,破坏阴道自净作用,从而有利于细菌生长繁殖,导致阴道炎症。

3. 主要是脾、肝、淋巴结、骨髓等。表现肝、脾、淋巴结肿大,引起贫血、发热、继发感染、鼻衄、齿龈出血等。

五、案例分析

患者,男,17岁,家住农村。患者厌食、消瘦、腹泻,时常伴有右上腹疼痛,粪便稀薄不成形,有黏液。经某医院2次粪检只见脂肪球,其他未见明显异常。按消化不良对症治疗未见明显好转。近6个月,病情逐日加重。取患者粪便直接涂片镜检,视野可见有运动的虫体,无色、呈梨形、有鞭毛,观察呈翻滚样运动。经鉴定为蓝氏贾第鞭毛虫滋养体。

问题1　该病诊断是什么寄生虫病?

问题2　该病为什么会漏检?

> **案例解析**
>
> 问题1　该病诊断是贾第虫病。蓝氏贾第鞭毛虫滋养体主要寄生在人的十二指肠内,有时也可在胆囊内,借吸盘状陷窝吸附肠壁。人体感染贾第虫后,主要症状是腹胀、腹痛、腹泻、呕吐、发热和厌食等。典型患者表现为以腹泻为主的吸收不良综合征,腹泻呈水样粪便。量大、恶臭、无脓血。本病例根据镜下滋养体形态,结合临床症状,可明确诊断本病由蓝氏贾第鞭毛虫引起。
>
> 问题2　部分检验人员对蓝氏贾第鞭毛虫的相关知识缺乏了解,对于肠道常见寄生虫形态等方面的知识不熟练,在粪检时未引起足够重视而漏检,使患者不能达到有效的治疗效果。

(许郑林)

第三十五章 孢子虫

一、目标要求

1. 熟知间日疟原虫的形态、生活史及致病要点。
2. 能说出疟原虫的检查方法、流行因素及防治原则。
3. 知道弓形虫的致病要点、流行因素及防治原则。

二、知识要点

间日疟原虫
- 红内期形态
  - 早期滋养体（环状体）
  - 晚期滋养体（大滋养体）
  - 裂殖体
    - 未成熟的裂殖体
    - 成熟裂殖体
  - 配子体
    - 雌配子体
    - 雄配子体
- 生活史
  - 生活史需2个宿主：人是中间宿主，按蚊为终宿主
  - 疟原虫的发育：分红内期和红外期发育
  - 感染阶段：子孢子
  - 感染方式：雌性按蚊叮咬人吸血时感染；也可经输血等感染
- 致病
  - 潜伏期：疟原虫侵入人体到出现疟疾发作期间
  - 发作
    - 典型表现：周期性的寒战、高热和出汗退热3个连续阶段
    - 原因：疟原虫红细胞内期裂体增殖胀破红细胞所致
    - 时间：与红细胞内期裂体增殖周期一致，间日疟48小时一次
  - 再燃：残存于血中的原虫所致
  - 复发：由肝细胞内的迟发型子孢子所致
  - 表现：贫血、脾大、肝大、凶险型疟疾、疟性肾病等
- 诊断
  - 病史和流行病学
  - 病原学检查：薄血膜法、厚血膜法。发作后数小时至10余小时采血
  - 其他诊断法：免疫学及分子生物学方法
- 流行环节
  - 传染源：外周血中有配子体的患者和带虫者
  - 传播媒介：中华按蚊、嗜人血按蚊等
  - 易感人感：普遍易感，在高疟区儿童和外来无免疫力的人群最易感染

三、习题

(一) 名词解释

1. 疟疾再燃   2. 休眠子   3. 疟疾潜伏期

(二) 填空题

1. 疟原虫在人体内进行_____增殖，在按蚊体内进行_____生殖和_____增殖。
2. 经输血可传播的原虫常见的有_____及_____。

(三) 选择题

A 型题

1. 血检间日疟原虫患者，采血时间宜于
   A. 发作后 1 周 B. 发作后数小时至 10 余小时
   C. 发作期间 D. 发作后 72 小时
   E. 发作后 48 小时

2. 人体弓形虫病的重要传染源是
   A. 患者 B. 病畜 C. 隐性感染者
   D. 急性弓形虫病患者 E. 艾滋病患者

3. 人体先天性弓形虫病多表现为
   A. 急性感染 B. 隐性感染 C. 进行性感染
   D. 弓形虫脑病 E. 畸形胎儿

4. 疟疾再燃的原因是
   A. 迟发型子孢子 B. 速发型子孢子 C. 残存的红外期原虫
   D. 残存的红内期原虫 E. 新近再感染

5. 疟疾的主要传染源为
   A. 体内有裂殖体的现症患者和带虫者
   B. 体内有环状体的现症患者和带虫者
   C. 体内有子孢子的现症患者和带虫者
   D. 体内有滋养体的现症患者和带虫者
   E. 体内有配子体的现症患者和带虫者

B 型题

   A. 卵囊 B. 子孢 C. 配子体
   D. 红细胞内裂体增殖期 E. 肝细胞内迟发型子孢子

6. 疟原虫感染人体的阶段为
7. 疟原虫引起发作的阶段为
8. 与间日疟复发有关的阶段为
9. 疟原虫作为传染源的阶段为

   A. 中间宿主 B. 终宿主 C. 转续宿主
   D. 保虫宿主 E. 保虫宿主及终宿主

10. 蚊是间日疟原虫的
11. 人是间日疟原虫的

（四）简答题

1. 疟疾典型发作的特点是什么？发作原因是什么？疟疾发作的周期性与疟原虫在人体内的发育有何关系？

2. 什么是机会致病原虫？

3. 为什么间日疟原虫治疗时要注意杀灭红外期疟原虫？

四、习题参考答案

（一）名词解释

1. 疟疾再燃系指疟疾患者停止发作后，患者若无再感染，仅由于血中残存的少量红内期疟原虫在一定条件下重新大量繁殖又引起的疟疾发作。

2. 间日疟原虫迟发型子孢子侵入肝细胞后发育缓慢，经不同时间的休眠期后，再发育为裂殖体并继续分裂为裂殖子，进入外周血流，休眠期的疟原虫为休眠子。

3. 由子孢子侵入人体到疟疾发作前这段时间。包括子孢子侵入肝细胞、红外期发育成熟和数代红内期裂体增殖所需的时间。

（二）填空

1. 无性　有性　无性
2. 疟原虫　弓形虫

（三）选择题

1. B　2. B　3. E　4. D　5. E　6. B　7. D　8. E　9. C　10. B　11. A

（四）简答题

1. （1）发作的特点　症状典型，发冷（寒战）-发热-出汗退热3个阶段呈现周期性。

（2）发作原因　红内期成熟的裂殖体胀破红细胞后散出的裂殖子、多种代谢物、破碎的红细胞等异性蛋白刺激体温调节中枢引起周期性的发冷发热。

（3）疟疾周期发作与疟原虫寄生于红细胞内进行红内期裂体增殖发育周期的时间有关。

2. 某些原虫感染人体后，机体既没有临床表现，又不易用常规方法检获病原体，成为隐性感染。当机体抵抗力下降或免疫功能缺陷时，寄生原虫的增殖力和致病力大大增强，出现明显的临床症状及体征，严重者可致死，这类原虫被称为机会致病原虫。

3. 因红外期间日疟原虫迟发型子孢子在一定时候可继续在肝内繁殖，然后进入血液，可再次产生疟疾发作（复发），所以在间日疟原虫治疗时，在控制症状和防止传播的同时，必须注意杀灭红外期间日疟原虫以防复发。

五、案例分析

患者，男，40岁，齐齐哈尔市人。2015年7月16日以双腿水肿1个月到齐齐哈尔市第一医院会诊中心就诊。患者于2014年4月赴非洲（加纳）工作14个月，在回国2个月前曾患疟疾，应用青蒿素治疗后退热。2015年7月初回到中国大连，因下肢水肿，到大连市医院就医。就诊期间突然发冷、发热，追问病史，通过血片检测确诊为间日疟。

问题1　疟疾发作的典型表现是什么？

问题2　疟疾的流行因素包括哪些？

> **案例解析**
>
> 问题1　疟疾发作的典型表现为周期性的寒战、高热和出汗退热3个连续阶段。间日疟发作是由红细胞内期的裂体增殖所致。当经过几代红细胞内期裂体增殖后,红细胞内期成熟裂殖体胀破红细胞,大量的裂殖子、原虫代谢产物及红细胞碎片进入血流,其中一部分被巨噬细胞、中性粒细胞吞噬,刺激这些细胞产生内源性热原质,它和疟原虫的代谢产物共同作用于宿主下丘脑的体温调节中枢,引起周期性的寒战、高热和出汗退热3个连续阶段。
>
> 问题2　疟疾的流行环节包括传染源、传疟媒介、易感人群。①传染源：外周血中有配子体的患者和带虫者是疟疾的传染源；②传疟媒介：按蚊是疟疾的传播媒介；③易感人群：对疟疾无免疫力的和免疫力低的人群成为易感人群。
>
> 疟疾的流行除需具备上述3个基本环节外,还受自然因素、生物因素和社会因素的影响。自然因素中温度和雨量较为重要,适合的温度和雨量影响着按蚊的数量和吸血活动及原虫在按蚊体内的发育。中间宿主或传播媒介的存在是某些寄生虫病流行的必须条件。社会因素如政治、经济、文化、卫生水平及人类的社会活动等直接或间接地影响疟疾的传播与流行。

（朱凤林）

第三十六章　医学节肢动物

一、目标要求

1. 熟知医学节肢动物的概念、特征、发育与变态及对人类的危害。
2. 能说出蝇、蚤、虱、蠕形螨、疥螨与疾病的关系。

二、知识要点

1. 概论
   - 定义：可直接或间接危害人类健康的节肢动物
   - 特征：虫体左右对称；身体和附肢分节并成对；体表骨骼化等
   - 重要虫种：昆虫纲如蚊、蝇、蚤、虱等；蛛形纲如蜱、螨、蜘蛛、蝎等
   - 危害
     - 直接危害：骚扰和吸血、螫刺和毒害、过敏反应和寄生
     - 间接危害：指节肢动物传播疾病，节肢动物传播的疾病称为虫媒病
   - 传播疾病方式
     - 机械性传病：病原体在形态数量上均未发生变化
     - 生物性传病：病原体在节肢动物体内经历发育、增殖等阶段
   - 发育与变态
     - 完全变态：卵、幼虫、蛹、成虫。在形态和生活习性上各不相同
     - 不完全变态：卵、幼虫（若虫）、成虫。幼虫与成虫形态、习性相似
   - 节肢动物的防制：环境防制、化学防制、生物防制、物理防制、遗传防制

2. 昆虫纲
   - 特征：成虫分头、胸、腹3部分，头上有触角1对，胸部有足3对
   - 蚊
     - 蚊属全变态昆虫
     - 雄蚊不吸血，而雌蚊吸血与产卵有关。不同蚊种吸血对象不同
     - 与疾病的关系：传播丝虫病、疟疾、乙型脑炎、登革热等
   - 蝇
     - 蝇为全变态昆虫
     - 蝇的孳生地、食性和特有的形态结构，使成蝇可黏附大量病原体，而成为重要的传病媒介
     - 危害
       - 直接危害：骚扰、吸血；寄生：眼、皮肤、腔道等蝇蛆症
       - 传播疾病：机械性传播是蝇主要的传播疾病方式
   - 蚤
     - 蚤是全变态昆虫
     - 蚤两性均吸血，宿主范围广，宿主选择性不严格，与传播疾病有关
     - 危害：吸血、骚扰；寄生；传播疾病：鼠疫、鼠型斑疹伤寒等

3. 蛛形纲 ⎰ 特征 ⎰ 分头胸及腹或头胸腹融合一体；无触角、翅；成虫4对足，幼虫3对足
　　　　　　　　 生活史发育：卵→幼虫→若虫→成虫
　　　　　　　　 传播人畜共患病，既是传播媒介，又是贮存宿主
　　　　 蜱的危害 ⎰ 直接危害：叮咬：充血、水肿、急性炎症反应、蜱瘫痪
　　　　　　　　 传播疾病：森林脑炎、新疆出血热、蜱媒回归热等
　　　　 疥螨：人体皮肤角质层内的一种永久性寄生螨，引起疥疮
　　　　 蠕形螨：寄生部位以头面部为主，鼻部为甚，引起局部皮损

三、习题

（一）名词解释

1. 医学节肢动物　2. 虫媒病　3. 生物性传播

（二）填空题

1. 节肢动物全变态的发育过程分为_____、_____、_____和_____。
2. 节肢动物对人类的危害包括_____和_____两方面。
3. 鼠疫的病原体是_____，它是在_____叮人吸血时传播给人体的。
4. 森林脑炎的传播媒介是_____。
5. 恙螨营寄生生活的时期是_____，它刺吸宿主时可传播_____病。
6. 在人体寄生的蠕形螨包括_____和_____2种，感染方式是_____和_____接触。
7. 疥螨寄生人体引起_____，感染人体的方式是_____和_____接触。

（三）选择题

A型题

1. 节肢动物对人类危害最严重的是
   A. 刺叮吸血　　　　B. 直接寄生人体内　　C. 作为传病媒介
   D. 毒害　　　　　　E. 作为过敏原

2. 传播黑热病的媒介是
   A. 库蚊　　　　　　B. 按蚊　　　　　　　C. 伊蚊
   D. 绿蝇　　　　　　E. 白蛉

3. 虫媒病是指
   A. 蚊、蝇、蚤及白蛉等双翅目昆虫传播的疾病　　B. 蜱传播的疾病
   C. 医学节肢动物传播的疾病　　　　　　　　　　D. 虱、蜚蠊传播的疾病
   E. 蠕形螨、疥螨传播的疾病

4. 蝇类主要传播的疾病
   A. 消化疾病的传染病　　B. 呼吸道的传染病　　C. 眼的传染病
   D. 皮肤传染病　　　　　E. 神经系统的传染病

5. 蝇类传病的主要途径
   A. 污染食物（包括水源）经口　　　　B. 刺叮吸血
   C. 经伤口　　　　　　　　　　　　　D. 经皮肤

E. 经呼吸系统

6. 能寄生消化道的医学节肢动物是
   A. 疥螨　　　　　B. 蠕形螨　　　　　C. 蚤
   D. 虱　　　　　　E. 蝇蛆

7. 不完全变态的昆虫是
   A. 蚊　　　　　　B. 蝇　　　　　　C. 蚤
   D. 虱　　　　　　E. 白蛉

8. 下列哪类节肢动物可传播结膜吸吮线虫
   A. 蚊　　　　　　B. 蝇　　　　　　C. 蚤
   D. 虱　　　　　　E. 蠕形螨

(四) 简答题
1. 简述蝇形态和生态的哪些特点与其机械性传播疾病有关？
2. 试述医学节肢动物对人的危害。

四、习题参考答案

(一) 名词解释
1. 凡是危害人类健康、与医学有关的节肢动物称医学节肢动物。
2. 由医学节肢动物传播的疾病称虫媒病。
3. 病原体必须在有关病媒节肢动物体内经历繁殖和/或发育到感染阶段后才能传播给新宿主。

(二) 填空题
1. 卵　幼虫　蛹　成虫
2. 直接危害　间接危害
3. 鼠疫杆菌　蚤
4. 蜱
5. 幼虫　恙虫病
6. 毛囊蠕形螨　皮脂蠕形螨　直接　间接
7. 疥疮　直接　间接

(三) 选择题
1. C　2. E　3. C　4. A　5. A　6. E　7. D　8. B

(四) 简答题
1. 全身多毛扩大了携带面积；腿上有爪垫、爪间突且可分泌黏液；边食边吐边拉的习性；杂食性且取食频繁，喜在污物与人的食物间来回寻食。
2. 直接危害：吸血、刺叮、骚扰、寄生、毒害、过敏反应；间接危害：机械性传播疾病、生物性传播疾病。

五、案例分析

患者，男性，56岁，农民。患者自觉左上前牙区肿痛，于当日到医院就诊。临床检查发现患者左上前牙区牙龈红肿。左上尖牙舌侧牙龈有1个直径约3 mm 的圆形破损，内可见

1个白色"虫样蠕动异物",夹出1只虫体,活动性很好,送首都医科大学附属北京友谊医院热带病研究中心寄生虫研究室检验,样本经鉴定为蛆症金蝇3龄幼虫。

问题1 该患者的诊断什么疾病?

问题1 该病的防治原则有哪些?

案例解析

问题1 该病诊断蝇蛆病。蝇蛆病是蝇幼虫寄生人体和动物的组织及器官而引起的疾病。如眼蝇蛆病,皮肤蝇蛆病,胃肠蝇蛆病,口腔、耳、鼻咽蝇蛆病,泌尿生殖道蝇蛆病等。通常取出幼虫后症状即消失。

问题2 此类疾病的原因大多与患者的个人生活习惯、卫生状况有关。由于蝇飞行速度极快,当碰撞到人眼、耳、鼻或其他伤口时,可将虫卵投入结膜囊内、耳内或伤口上发育为幼虫引起发病。甚至经口进入口腔,有的蛆虫能够深入组织,引发感染。所以应增强个人卫生保健意识,避免此类病例发生。

(吴 楠)

附 录

附录一　常用培养基、试剂的配制方法

一、常用培养基

1. 肉汤培养基

（1）成分　牛肉膏 3~5g，蛋白胨 10g，氯化钠 5g，蒸馏水 1000ml。

（2）制法　于 1000ml 水中加入上述成分，混合加热溶解，调整 pH 至 7.4~7.6，分装在试管中，高压灭菌（121.3℃ 15~30 分钟）后备用。

（3）用途　供一般细菌培养用。

2. 普通琼脂培养基

（1）成分　同肉汤培养基，另加琼脂 2%~3%。

（2）制法　每 100ml 肉汤培养基中加入 2~3g 琼脂，加热溶化，过滤，分装于烧瓶或试管中。高压灭菌后，待肉汤琼脂冷至 50~60℃时，以无菌操作倾入灭菌的空培养皿，冷凝后即成琼脂平板；或以无菌操作倾入试管，趁热将试管倾置，冷凝后成琼脂斜面。

（3）用途　前者用于分离细菌，后者用于增殖或保存菌种。

3. 半固体培养基

（1）成分　同肉汤培养基，另加琼脂 0.3%~0.5%。

（2）制法　于 1000ml 水中加入上述成分，混合加热溶解，调整 pH 至 7.4~7.6，高压灭菌（121.3℃ 15~30 分钟）后，分装在试管中，在试管架上保持直立，冷凝后备用。

（3）用途　用于保存菌种或观察细菌动力。

4. 血琼脂培养基（血平板）

（1）成分　肉汤琼脂 100ml，脱纤维羊血（兔或马血）5~10ml。

（2）制法　将灭菌的肉汤琼脂加热溶化，待冷至 45~50℃，加入脱纤维血液，轻轻混匀，不要发生气泡，倾注灭菌平皿，凝固后，经无菌试验，冷藏，备用。

（3）用途　供培养链球菌、肺炎链球菌等营养要求较高的细菌用。

5. 单糖发酵管

（1）成分　蛋白胨 1g，0.5~1g 琼脂，糖类 1g，1.6% 溴甲酚紫乙醇溶液 0.1ml，水 100ml。

（2）制法　取蛋白胨水 100ml，加入 0.5~1g 琼脂，加热融化，调 pH 至 7.6，加入所用糖类 1g，混匀，再加 1.6% 溴甲酚紫乙醇溶液 0.1ml 混匀，分装 10mm×100mm 试管，每管 2~3ml，干棉塞上涂颜色以做标记后，经 8 磅 15 分钟高压灭菌备用。

（3）用途　用于检测细菌对各种糖的发酵能力。

6. 蛋白胨培养基

（1）成分　蛋白胨 10g，蒸馏水 1000ml，氯化钠 5g。

（2）制法　将蛋白胨 10g、氯化钠 5g 溶于 1000ml 蒸馏水中，调 pH 至 7.6，15 磅高压灭菌 20 分钟。

（3）用途　供靛基质试验用。

7. 醋酸铅培养基

（1）成分　肉汤液琼脂 100ml，硫代硫酸钠 0.25g，10% 醋酸铅溶液 1ml。

（2）制法　加热融化肉汤琼脂 100ml，加入硫代硫酸钠 0.25g，混合后，15 磅高压灭菌 20 分钟，待冷却至 45℃，以无菌操作加入经间歇灭菌的 10% 醋酸铅溶液 1ml，分装直立静置待凝固。

（3）用途　供硫化氢生成试验用。

8. 双糖铁培养基

（1）成分　①上层：蛋白胨 20g，琼脂 15g，乳糖 10g，氯化钠 5g，蒸馏水 1000ml，0.4% 酚红 6ml，硫代硫酸钠 0.2g，硫酸亚铁 0.2g；②下层：蛋白胨 20g，琼脂 5g，葡萄糖 1~2g，氯化钠 5g，水 1000ml，0.4% 酚红 6ml。

（2）制法　①下层：除葡萄糖与指示剂外，其他成分混匀于水中，加热溶解，矫正 pH 至 7.6，再加入葡萄糖与酚红混匀，分装于 12mm×100mm 的试管内，每管 1.5ml，8 磅 15 分钟灭菌，趁热直立待凝固后用；②上层：除乳糖及指示剂外，其他成分混匀于水中，加热溶解，矫正 pH 至 7.6，再加入乳糖与指示剂，充分混匀，10 磅 10 分钟灭菌，趁热取出，并以无菌手续分装于已凝固的底层上，立即置成斜面，斜面下方应留约 1cm 的直立段，勿使底层露出表面。

（3）用途　供肠道致病菌的鉴定使用。

9. 伊红美蓝（EMB）培养基

（1）成分　2% 无糖琼脂 100ml，2% 伊红水溶液 2ml，0.5% 美蓝水溶液 1ml，乳糖 1g 调 pH 至 7.6。

（2）制法　在无糖琼脂中加入乳糖，加热溶化，冷至 50℃。加入经高压灭菌的伊红和美蓝水溶液，摇匀后倾注平板。

（3）用途　供肠道杆菌的分离鉴定用。

10. SS 琼脂培养基

（1）成分　牛肉膏 5g，枸橼酸铁 1g，蛋白胨 5g，1g/L 煌绿溶液 0.33ml，乳糖 10g，中性红 25g，胆盐 8.5g，琼脂 13.5g，枸橼酸钠 8.5g，蒸馏水 1000ml，硫代硫酸钠 8.5g。

（2）制法　①加热溶解琼脂、牛肉膏于蒸馏水中，再用 2~3 层纱布过滤；②除中性红、煌绿外，其余成分加入已过滤的琼脂内，摇匀溶解，稍微加热；③调节 pH 至 7.2，加入中性红、煌绿溶液摇匀，再煮沸 5 分钟（无需高压灭菌）；④待冷至 50℃左右，倾注平皿。

（3）用途　供分离肠道致病菌沙门和志贺氏菌属用。

二、常用染色液

1. 革兰染色液

（1）结晶紫染液　结晶紫 14g 溶于 95% 乙醇 100ml 中，制成结晶紫乙醇饱和液。取此饱和液 20ml 与 1% 草酸铵水溶液 80ml 混合即成。供革兰染色初染用。

（2）卢戈碘液　先将碘化钾 2g 于 10ml 蒸馏水中溶解，然后加碘片 1g 使其全溶解，最后再加蒸馏水 300ml。供革兰染色媒染用。

（3）95% 乙醇。

（4）稀释石炭酸复红液　取碱性复红 4g 溶于 100ml 的 95% 乙醇中，制成碱性复红饱合乙醇溶液。取此饱和液 10ml 与 5% 石炭酸水溶液 90ml 混合，用滤纸过滤，即为石炭酸复红染液。再用蒸馏水稀释 10 倍，即为稀释石炭酸复红染液（供革兰染色复染用）。

2. 抗酸染色液

（1）石炭酸复红液　取碱性复红 4g 溶于 100ml 的 95% 乙醇中，制成碱性复红饱合乙醇溶液。取此饱和液 10ml 与 5% 石炭酸水溶液 90ml 混合，用滤纸过滤，即为石炭酸复红染液。

（2）3% 盐酸乙醇　取浓盐酸 3ml 与 95% 乙醇 97ml 混合。

（3）碱性美蓝染液　称取美蓝 2g 溶于 95% 乙醇 100ml 中，配成饱和液。取饱和液 30ml，与 0.01% 的氢氧化钾水溶液 100ml 混合均匀即成。

三、常用试剂和溶液

1. 细菌生化反应试剂　靛基质试验试剂：对位二甲基氨基苯甲醛 5g 与戊醇或丁醇 75ml 混合，置 50~60℃ 水浴箱中过夜，次日取出，徐徐滴入浓盐酸 25ml，滴加时随滴随摇动，置暗处备用。

2. 缓冲溶液

（1）pH 8.6 0.05mol/L 巴比妥缓冲液（离子强度 0.05）　巴比妥 1.84g，巴比妥钠 10.3g，加蒸馏水至 1000ml。

（2）pH 7.2~7.4 0.03mol/L 碳酸盐缓冲液　Na_2HPO_4 0.84g，KH_2PO_4 1.36g，溶于 1000ml 蒸馏水中。

（3）标本稀释液 PBS-Tween　NaCl 29.22g，KH_2PO_4 0.2g，$Na_2HPO_4 \cdot 12H_2O$ 1.15g，Tween-20 0.5ml，加蒸馏水至 1000ml。调节 pH 至 7.2，置 4℃ 保存。

（4）pH 5.0 磷酸盐-柠檬酸盐缓冲液　$Na_2HPO_4 \cdot 2H_2O$ 11.86g，柠檬酸·H_2O 7.3g，加入蒸馏水至 1000ml。

附录二　病原生物学与免疫学期末模拟试题（一）

一、名词解释（每小题 2 分，共 10 分）

1. 补体系统
2. 毒血症
3. 灭菌
4. 终宿主
5. 抗原

二、填空题（每空 1 分，共 15 分）

1. 木瓜蛋白酶水解免疫球蛋白分子可得到_____、_____片段。
2. HIV 的传播方式有_____、_____、_____。
3. 人工自动免疫常用的生物制品有_____、_____。
4. 正常菌群的生理意义是_____、_____、_____。
5. 病毒增殖要在_____细胞内完成。
6. 细菌的基本结构有_____、_____、_____、_____。

三、判断题（每题 1 分，共 5 分，对者划 √，错者划 ×）

( ) 1. 肠道非致病菌在肠道鉴别培养基上形成有色菌落。
( ) 2. 破伤风杆菌的致病因素是破伤风痉挛毒素。
( ) 3. 紫外线穿透力强，可用于空气的消毒。
( ) 4. 人工被动免疫用于治疗和紧急预防。
( ) 5. 所有的免疫球蛋白都是抗体。

四、单项选择题（每题 1 分，共 40 分）

1. HIV 病毒感染损害的主要细胞
   A. $CD4^+T$ 细胞　　　B. $CD8^+T$ 细胞　　　C. B 细胞
   D. 造血干细胞　　　　E. 中性粒细胞
2. 杀灭细菌芽孢最常用和最有效的方法是
   A. 煮沸 5 分钟　　　　B. 紫外线照射　　　　C. 高压蒸汽灭菌法
   D. 干烤灭菌　　　　　E. 化学消毒剂灭菌
3. 最容易发生抗原变异的病毒是

A. 流感病毒 B. 麻疹病毒 C. 腮腺炎病毒
D. 风疹病毒 E. 肝炎病毒

4. 乙肝病毒的主要传播途径是
   A. 消化道传播 B. 血液、血制品传播 C. 呼吸道传播
   D. 蚊虫叮咬 E. 直接接触

5. 仅有免疫反应性而无免疫原性的物质称
   A. 完全 Ag B. 自身 Ag C. 半抗原
   D. 佐剂 E. 类毒素

6. 测量细菌大小的单位是
   A. 纳米 B. 微米 C. 厘米
   D. 米 E. 毫米

7. 关于菌毛的叙述，哪项是错误的
   A. 是细菌的运动器官 B. 和致病有关 C. 革兰染色不易着色
   D. 有黏附作用 E. 光镜下不能看见

8. 内毒素不具有的毒性作用是
   A. 发热
   B. 休克
   C. DIC
   D. 对组织器官有选择性，引起特殊症状
   E. 白细胞反应

9. 关于再次应答错误的是
   A. 潜伏期长 B. 抗体含量高 C. 抗体维持时间长
   D. 以 IgG 为主 E. 抗体亲和力高

10. 鉴别肠道致病菌与非致病菌主要依据
    A. 是否发酵葡萄糖 B. 是否分解乳糖 C. 是否具有鞭毛
    D. 是否具有菌毛 E. 以上都不是

11. 将破伤风类毒素注射于马体内可使之产生
    A. 抗毒素 B. 类毒素 C. 减毒活菌苗
    D. 死菌苗 E. 丙种球蛋白

12. 下列属于中枢免疫器官的是
    A. 脾脏 B. 胸腺 C. 扁桃体
    D. 淋巴结 E. 肝脏

13. 细菌生长繁殖的方式是
    A. 有性繁殖 B. 二分裂法 C. 形成孢子
    D. 四分裂法 E. 复制

14. 属非细胞型微生物的是
    A. 病毒 B. 细菌 C. 真菌
    D. 支原体 E. 衣原体

15. 属真核细胞型微生物的是

A. 病毒 B. 细菌 C. 真菌
D. 支原体 E. 衣原体

16. 具免疫黏附作用的补体成分是
    A. C3a B. C3b C. C567
    D. C42 E. C56789

17. IgG Fab 段的功能是
    A. 激活补体 B. 与抗原特异性结合 C. 通过胎盘
    D. 吸附 NK 细胞 E. 吸附巨噬细胞

18. 革兰染色所用试剂的顺序是
    A. 稀释复红→碘液→乙醇→结晶紫
    B. 结晶紫→乙醇→碘液→稀释复红
    C. 结晶紫→碘液→乙醇→稀释复红
    D. 稀释复红→乙醇→结晶紫→碘液
    E. 稀释复红→结晶紫→碘液→乙醇

19. 观察细菌动力最常使用的培养基是
    A. 液体培养基 B. 半固体培养基
    C. 血琼脂平板培养基 D. 巧克力色琼脂平板培养基
    E. 厌氧培养基

20. 高压蒸汽灭菌法的温度和时间是
    A. 100℃，10~20 分钟 B. 121.3℃，15~20 分钟
    C. 80℃，5~10 分钟 D. 62℃，30 分钟
    E. 71.7℃，15~30 分钟

21. 葡萄球菌引起的化脓性炎症，其脓汁黏稠，病灶局限，这是由于病原菌产生
    A. 透明质酸酶 B. 血浆凝固酶 C. 耐热核酸酶
    D. 链道酶 E. 链激酶

22. T 细胞成熟的场所是
    A. 肝脏 B. 脾脏 C. 淋巴结
    D. 骨髓 E. 胸腺

23. 下列属于半抗原的物质是
    A. 外毒素 B. 侵袭性酶 C. 抗毒素
    D. 类毒素 E. 青霉素

24. 免疫应答中合成最早的 Ig 是
    A. IgG B. IgM C. IgD
    D. SIgA E. IgE

25. 甲型肝炎病毒的主要传播途径是
    A. 呼吸道传播 B. 消化道传播 C. 血液接触
    D. 蚊虫叮咬 E. 性传播

26. Dane 颗粒是指
    A. HAV 颗粒 B. HBV 大球形颗粒 C. HBV 小球形颗粒

D. HBV 管形颗粒　　　　E. 狂犬病病毒包涵体

27. 补体经典途径的激活物是
   A. 抗原　　　　　　　　　　　　　　B. IgG 和 IgM
   C. IgG 或 IgM 与相应抗原的复合物　　　D. 细菌内毒素
   E. 酵母多糖

28. 破伤风梭菌感染的重要条件为
   A. 该菌芽胞污染伤口　B. 菌群失调　　C. 伤口的厌氧微环境
   D. 该菌繁殖体污染伤口　E. 机体无免疫力

29. 注射下列哪种物质属人工被动免疫
   A. 伤寒疫苗　　　　　B. 卡介苗　　　C. 自身疫苗
   D. 白喉类毒素　　　　E. 破伤风抗毒素

30. 流脑的病原体是
   A. 流感杆菌　　　　　B. 流感病毒　　C. 鼻病毒
   D. 呼吸道合胞病毒　　E. 脑膜炎奈瑟菌

31. 能合成抗体的细胞是
   A. T 细胞　　　　　　B. 浆细胞　　　C. 单核细胞
   D. NK 细胞　　　　　E. 肥大细胞

32. 能处理和传递抗原信息的细胞是
   A. NK 细胞　　　　　B. 巨噬细胞　　C. 红细胞
   D. T 细胞　　　　　　E. 肥大细胞

33. 体内主要承担体液免疫的细胞是
   A. Tc 细胞　　　　　B. Th 细胞　　　C. NK 细胞
   D. B 细胞　　　　　　E. 肥大细胞

34. 血清中主要抗感染的 Ig 是
   A. IgG　　　　　　　B. IgM　　　　　C. IgD
   D. SIgA　　　　　　E. IgE

35. 唯一能通过胎盘的 Ig 是
   A. IgG　　　　　　　B. IgM　　　　　C. IgD
   D. SIgA　　　　　　E. IgE

36. 病毒的增殖方式是
   A. 二分裂　　　　　　B. 多分裂　　　C. 芽生
   D. 复制　　　　　　　E. 裂殖

37. 下列属于外周免疫器官的是
   A. 脾脏　　　　　　　B. 胸腺　　　　C. 骨髓
   D. 腔上囊　　　　　　E. 肝脏

38. 能发挥 ADCC 作用的细胞是
   A. NK 细胞　　　　　B. Tc 细胞　　　C. B 细胞
   D. Th 细胞　　　　　E. LAK 细胞

39. 在黏膜表面发挥免疫作用的 Ig 是

A. IgG B. IgM C. IgD
D. SIgA E. IgE

40. 与绵羊红细胞结合形成 E 花环的细胞是
   A. B 细胞 B. 肥大细胞 C. 浆细胞
   D. T 细胞 E. 单核细胞

五、问答题（每题 10 分，共 30 分）

1. 简述抗体的生物学活性。
2. 列表比较细菌内毒素与外毒素的主要区别。
3. 叙述 I 型超敏反应的发生机制。

附录三 病原生物学与免疫学期末模拟试题(二)

一、名词解释(每小题2分,共10分)

1. 正常菌群
2. 败血症
3. 消毒
4. 中间宿主
5. 半抗原

二、填空题(每空1分,共15分)

1. 人类中枢免疫器官是_____、_____。
2. 乙肝"两对半"包括_____、_____、_____、_____、_____。
3. 免疫的三大功能是_____、_____、_____。
4. 病毒的增殖周期包括_____、_____、_____、_____、_____五个阶段。

三、判断题(每题1分,共5分,对者划√,错者划×)

( ) 1. 激活补体系统功能最强的抗体是IgG类抗体。
( ) 2. 局部抗体通常是指IgM抗体。
( ) 3. 在无芽孢细菌中抵抗力最强的细菌是伤寒沙门菌。
( ) 4. 决定抗原特异性的因素是抗原决定基。
( ) 5. 金黄色葡萄球菌是最常见的化脓性感染的细菌。

四、选择题(每题1分,共40分)

A1型题(1~30题):每一道题下面有A、B、C、D、E五个备选答案,请从中选择一个最佳答案,并在答题卡上将相应题号的相应字母所属的方框涂黑。

1. 属非细胞型微生物的是
   A. 病毒　　　　　B. 细菌　　　　　C. 真菌
   D. 支原体　　　　E. 衣原体

2. 人类消灭的第一个传染病是
   A. 麻疹　　　　　B. 霍乱　　　　　C. 伤寒
   D. 天花　　　　　E. 梅毒

3. 临床感染最多见的病原体是

A. 病毒 B. 细菌 C. 真菌
D. 支原体 E. 衣原体

4. 下列哪项不是细菌的基本结构
   A. 细胞质 B. 质粒 C. 细胞膜
   D. 细胞壁 E. 核质

5. 细菌细胞壁的共有成分是
   A. 多糖 B. 肽聚糖 C. 脂蛋白
   D. 脂类 E. 脂多糖

6. 革兰阴性菌细胞壁不具有的成分是
   A. 磷壁酸 B. 肽聚糖 C. 脂蛋白
   D. 脂质双层 E. 脂多糖

7. 细菌生长繁殖的方式是
   A. 有性繁殖 B. 无性二分裂 C. 形成孢子
   D. 四分裂法 E. 复制

8. 细菌生长繁殖过程中，生物学性状最典型的时期是
   A. 迟缓期 B. 对数生长期 C. 减数期
   D. 稳定期 E. 衰退期

9. 杀灭细菌芽孢最常用和最有效的方法是
   A. 煮沸 5 分钟 B. 紫外线照射 C. 高压蒸汽灭菌法
   D. 干烤灭菌 E. 化学消毒剂灭菌

10. 青霉素的杀菌机制是
    A. 破坏磷壁酸 B. 裂解肽聚糖的聚糖骨架
    C. 抑制菌体蛋白的合成 D. 损伤细胞膜
    E. 干扰四肽侧链与五肽桥的连接

11. 下列哪项对肠道杆菌的鉴别意义不大
    A. 形态学检查 B. 生化反应 C. 血清学试验
    D. 肠道鉴别培养基 E. 肠道选择培养基

12. 大多数有致病作用的细菌属于
    A. 专性厌氧菌 B. 专性需氧菌 C. 微需氧菌
    D. 兼性厌氧菌 E. 以上均不是

13. 最容易发生抗原变异的病毒是
    A. 甲型流感病毒 B. 甲肝病毒 C. 乙型流感病毒
    D. 人类免疫缺陷病毒 E. 麻疹病毒

14. 免疫防御功能低下时机体易发生
    A. 移植排斥反应 B. 反复感染 C. 超敏反应
    D. 自身免疫病 E. 肿瘤

15. 肿瘤的发生主要与哪项免疫功能密切相关
    A. 免疫监视 B. 免疫自稳 C. 免疫排斥
    D. 超敏反应 E. 免疫防御

16. 人体组织器官移植时引起排斥反应的抗原是
    A. 异种抗原
    B. 同种异型抗原
    C. 自身抗原
    D. 异嗜性抗原
    E. 超抗原

17. 关于抗原决定基错误的是
    A. 也称抗原决定族
    B. 也称表位
    C. 决定抗原特异性
    D. 位于抗体分子的可变区
    E. 是抗原与抗体特异性结合的部位

18. 机体抗感染的主要抗体是
    A. IgG
    B. IgM
    C. IgD
    D. SIgA
    E. IgE

19. 可用于感染早期诊断的是
    A. IgG
    B. IgM
    C. IgD
    D. SIgA
    E. IgE

20. 抗体分子最重要的生物学活性
    A. 激活补体
    B. 与抗原特异性结合
    C. 通过胎盘
    D. 结合 NK 细胞
    E. 结合巨噬细胞

21. 新生儿通过母亲初乳可以获得的抗体是
    A. IgG
    B. IgM
    C. IgD
    D. SIgA
    E. IgE

22. 构成攻膜复合体的补体成分是
    A. C5b67
    B. C4b2b
    C. C3b2b3b
    D. C3bBb
    E. C5b6789

23. 血清中的补体主要来源于
    A. 上皮细胞
    B. 成纤维细胞
    C. 肥大细胞
    D. 肝细胞
    E. 巨噬细胞

24. MHC-Ⅰ类和MHC-Ⅱ类分子结构上的差异突出表现在
    A. α链
    B. β链
    C. 跨膜区
    D. 胞质区
    E. 恒定区

25. MHC 分子的主要功能是
    A. 参与 T 细胞发育
    B. 引起移植排斥反应
    C. 介导超敏反应
    D. 介导免疫耐受
    E. 提呈抗原启动免疫应答

26. 能处理和传递抗原信息的细胞是
    A. NK 细胞
    B. 巨噬细胞
    C. 红细胞
    D. T 细胞
    E. 肥大细胞

27. 具有自然杀伤功能的细胞是
    A. NK 细胞
    B. Mφ细胞
    C. Tc 细胞
    D. B 细胞
    E. 中性粒细胞

28. 类毒素与外毒素的区别在于前者
    A. 有免疫原性，但无毒性
    B. 无免疫原性，但有毒性

C. 无免疫性，也无毒性 D. 有免疫性，也有毒性

E. 仅有半抗原性，但无毒性

29. 乙肝的主要传播途径是

A. 消化道传播 B. 呼吸道传播 C. 血液血制品传播

D. 蚊虫叮咬传播 E. 性传播

30. 下列哪项不是Ⅰ型超敏反应引起的疾病

A. 支气管哮喘 B. 过敏性休克 C. 湿疹

D. 荨麻疹 E. 血清病

B型题（31～40题）：以下提供若干组试题，每组试题共用A、B、C、D、E五个备选答案。请从中选择一个与问题关系最密切的答案，并在答题卡上将相应题号的相应字母所属的方框涂黑。某个备选答案可能被选择一次、多次或不被选择。

（31～35题共用备选答案）

A. 痉挛毒素 B. 表皮剥脱毒素 C. 肠毒素

D. 致热外毒素 E. 志贺毒素

31. 破伤风杆菌产生

32. 金黄色葡萄球菌产生

33. A群溶血性链球菌产生

34. 痢疾杆菌产生

35. 霍乱弧菌产生

（36～40题共用备选答案）

A. 抗毒素 B. 类毒素 C. 内毒素

D. 外毒素 E. 干扰素

36. 对组织细胞有选择性毒害作用的是

37. 可用于人工主动免疫的生物制品是

38. 可用于人工被动免疫的生物制品是

39. 具有广谱抗病毒作用的是

40. 革兰阴性菌的主要致病物质是

五、问答题（每题10分，共30分）

1. 简述免疫应答的基本过程。
2. 简述细菌的特殊结构及主要意义。
3. 简述人类免疫器官的分类及主要功能。

附录四 病原生物学与免疫学期末模拟试题（三）

一、名词解释（每小题2分，共10分）

1. 二重感染
2. 超敏反应
3. 免疫球蛋白
4. 寄生虫生活史
5. 人工主动免疫

二、填空题（每空1分，共15分）

1. 微生物根据其分化程度及化学组成分为_____、_____、_____3大类。
2. 抗原的两种特性是_____、_____。
3. 病毒的传播方式是_____、_____。
4. 条件致病菌的致病条件包括_____、_____、_____。
5. 细菌的特殊结构包括_____、_____、_____、_____。
6. 决定抗原特异性的因素是_____。

三、判断题（每题1分，共5分，对者划√，错者划×）

（　）1. 在个体发育中合成最早的抗体是IgG。
（　）2. 儿童猩红热的病原体是金黄色葡萄球菌。
（　）3. 肠热症患者不一定有腹泻症状。
（　）4. 鉴别细菌动力常用半固体培养基。
（　）5. 对人致病的细菌多属于兼性厌氧菌。

四、选择题（每题1分，共40分）

A1型题（1~30题）：每一道题下面有A、B、C、D、E五个备选答案，请从中选择一个最佳答案，并在答题卡上将相应题号的相应字母所属的方框涂黑。

1. 最早发明"人痘苗"预防天花的国家是
   A. 中国　　　　　B. 美国　　　　　C. 日本
   D. 俄罗斯　　　　E. 英国

2. 属原核细胞型微生物的是
   A. 甲肝病毒　　　B. 流感病毒　　　C. 乙肝病毒

D. 肺炎支原体　　　　　E. 真菌

3. 人类消灭的第一个传染病是
   A. 麻疹　　　　　B. 霍乱　　　　　C. 伤寒
   D. 天花　　　　　E. 梅毒

4. 免疫的现代概念是
   A. 机体抗细菌感染的防御功能
   B. 机体预防自身免疫性疾病的功能
   C. 机体抵抗传染性疾病的功能
   D. 机体预防肿瘤的功能
   E. 机体识别和排除抗原性异物的功能

5. 溶菌酶的杀菌机制是
   A. 破坏磷壁酸　　　　　B. 裂解肽聚糖的聚糖骨架
   C. 损伤细胞膜　　　　　D. 抑制菌体蛋白的合成
   E. 干扰四肽侧链与五肽桥的连接

6. 下列哪种物质不是细菌的代谢产物
   A. 抗毒素　　　　　B. 抗生素　　　　　C. 细菌素
   D. 内毒素　　　　　E. 外毒素

7. 内毒素不具有的毒性作用是
   A. 发热反应　　　　　　　　　　B. 内毒素血症与内毒素休克
   C. 弥漫性血管内凝血　　　　　　D. 白细胞反应
   E. 对组织器官有选择性，引起特殊症状

8. 病原菌侵入血流并在其中繁殖，产生毒素，出现全身中毒症状，如高热、皮肤黏膜瘀斑、肝脾肿大等，此种感染是
   A. 菌血症　　　　　B. 败血症　　　　　C. 毒血症
   D. 脓毒血症　　　　E. DIC

9. 紫外线杀菌的机制是
   A. 使菌体蛋白质凝固　　B. 干扰细菌 DNA 的复制　　C. 改变细菌通透性
   D. 破坏细菌的细胞壁　　E. 破坏细菌的酶系统

10. 我国饮用水卫生标准检测的主要细菌是
    A. 伤寒沙门菌　　　　B. 痢疾志贺菌　　　　C. 大肠埃希菌
    D. 霍乱弧菌　　　　　E. 金黄色葡萄球菌

11. 下列细菌抵抗力最强的是
    A. 大肠埃希菌　　　　B. 金黄色葡萄球菌　　C. 伤寒沙门菌
    D. 痢疾杆菌　　　　　E. 乙型溶血性链球菌

12. 鉴别肠杆菌科细菌有无致病性的试验是
    A. 毒力测定试验　　　B. 葡萄糖分解试验　　C. 靛基质试验
    D. 硫化氢试验　　　　E. 乳糖分解试验

13. 破伤风抗毒素治疗破伤风的机制
    A. 中和与神经细胞结合的外毒素　　　B. 中和游离的内毒素
    C. 中和游离的外毒素　　　　　　　　D. 抑制破伤风杆菌生长

E. 在补体参与下溶解破坏破伤风杆菌

14. 测定抗链球菌溶血素"O"抗体，可协助诊断下列哪种疾病
    A. 肠热症　　　　　　B. 风湿热　　　　　　C. 类风湿关节炎
    D. 血清病　　　　　　E. 伤寒

15. 病毒增殖、遗传与变异的物质基础是
    A. 质粒　　　　　　　B. 衣壳蛋白　　　　　C. 病毒核酸
    D. 病毒包膜　　　　　E. 胞质颗粒

16. 关于病毒的基本特性，哪项是错误的
    A. 个体微小　　　　　B. 结构复杂　　　　　C. 专性细胞内寄生
    D. 对抗生素不敏感　　E. 以复制方式增值

17. HBV 感染后血清内不易测得的 HBV 标志是
    A. HBsAg　　　　　　B. HBcAg　　　　　　C. HBeAg
    D. 抗 HBs　　　　　　E. 抗 HBc

18. 五类免疫球蛋白的划分是根据
    A. H 链和 L 链均不同　B. V 区不同　　　　　C. L 链不同
    D. H 链不同　　　　　E. 连接 H 链的二硫键位置和数目不同

19. 机体再次应答产生的抗体主要是
    A. IgA 类抗体　　　　B. IgM 类抗体　　　　C. IgG 类抗体
    D. IgD 类抗体　　　　E. IgE 类抗体

20. 异嗜性抗原的本质是
    A. 异种抗原　　　　　B. 同种异型抗原　　　C. 自身抗原
    D. 共同抗原　　　　　E. 超抗原

21. 类风湿因子主要是
    A. IgG 类自身抗体　　B. IgM 类自身抗体　　C. IgD 类自身抗体
    D. IgA 类自身抗体　　E. IgE 类自身抗体

22. 抢救青霉素过敏性休克的药物是
    A. 苯海拉明　　　　　B. 扑尔敏　　　　　　C. 肾上腺素
    D. 维生素 C　　　　　E. 氨茶碱

23. 免疫应答过程不包括
    A. Mφ 对抗原的处理和提呈
    B. T 细胞对抗原的特异性识别
    C. T 细胞在胸腺内的分化、成熟
    D. T/B 细胞的活化、增殖、分化
    E. 效应细胞和效应分子的产生和作用

24. T 淋巴细胞特异性识别抗原的结构是
    A. C3b 受体　　　　　B. HLA I 类分子　　　C. HLA II 类分子
    D. TCR　　　　　　　E. CD 分子

25. 目前我国 HIV 传播的主要途径是
    A. 血液血制品传播　　B. 母婴传播　　　　　C. 消化道传播
    D. 蚊虫叮咬传播　　　E. 性传播

26. 青霉素的杀菌机制是
   A. 破坏细胞壁　　　B. 破坏细胞膜　　　C. 破坏核质
   D. 干扰蛋白质合成　E. 干扰核酸复制
27. 猪带绦虫致病危害性严重的是
   A. 成虫致病　　　　B. 囊尾蚴致病　　　C. 虫卵致病
   D. 孕节致病　　　　E. 头节致病
28. 蛔虫对人体的最大的危害是
   A. 肺蛔虫症　　　　B. 消瘦　　　　　　C. 贫血
   D. 消化道症状　　　E. 并发症
29. 蛲虫对患儿最大的危害是
   A. 夺取营养　　　　B. 肠穿孔　　　　　C. 肠梗阻
   D. 肛周瘙痒　　　　E. 急腹症
30. 血吸虫对人体危害严重的发育阶段是
   A. 尾蚴　　　　　　B. 毛蚴　　　　　　C. 钉螺
   D. 成虫　　　　　　E. 虫卵

B 型题（31～40 题）：以下提供若干组试题，每组试题共用 A、B、C、D、E 五个备选答案。请从中选择一个与问题关系最密切的答案，并在答题卡上将相应题号的相应字母所属的方框涂黑。某个备选答案可能被选择一次、多次或不被选择。

(31～35 题共用备选答案)
   A. 树突状细胞　　　B. 吞噬细胞　　　　C. 肥大细胞
   D. NK 细胞　　　　 E. 红细胞
31. 提呈抗原功能最强的 APC 是
32. 介导调理作用的主要细胞是
33. 介导 ADCC 效应的主要细胞是
34. 介导补体免疫黏附作用的细胞是
35. 参与 I 型超敏反应的主要细胞是

(36～40 题共用备选答案)
   A. IgG　　　　　　 B. SIgA　　　　　　C. IgM
   D. IgD　　　　　　 E. IgE
36. 机体抗感染的主要抗体是
37. 巨球蛋白是指
38. 用于感染早期诊断的抗体是
39. 新生儿通过初乳可以获得的抗体是
40. 介导 I 型超敏反应的主要抗体是

五、问答题（每题 10 分，共 30 分）

1. 简述细菌生长繁殖的条件、方式、速度及规律。
2. 比较体液免疫应答和细胞免疫应答的生物学效应。
3. 简述抗体产生的一般规律及实际意义。

参考文献

[1] 陆予云,汪晓静.病原生物学与免疫学基础.北京:北京大学医学出版社,2016.
[2] 肖纯凌,赵富玺.病原生物学和免疫学.7版.北京:人民卫生出版社,2014.
[3] 王月丹,秦旭军.病原生物与免疫.北京:北京大学医学出版社,2016.
[4] 陆予云,李争鸣.寄生虫学检验.4版.北京:人民卫生出版社,2018.
[5] 吴忠道,汪世平.临床寄生虫学检验.4版.北京:中国医药科技出版社,2018.
[6] 于虹,宝福凯.病原生物学与医学免疫学.北京:中国科学技术出版社,2017.
[7] 曹雪涛.医学免疫学.6版.北京:人民卫生出版社,2013.